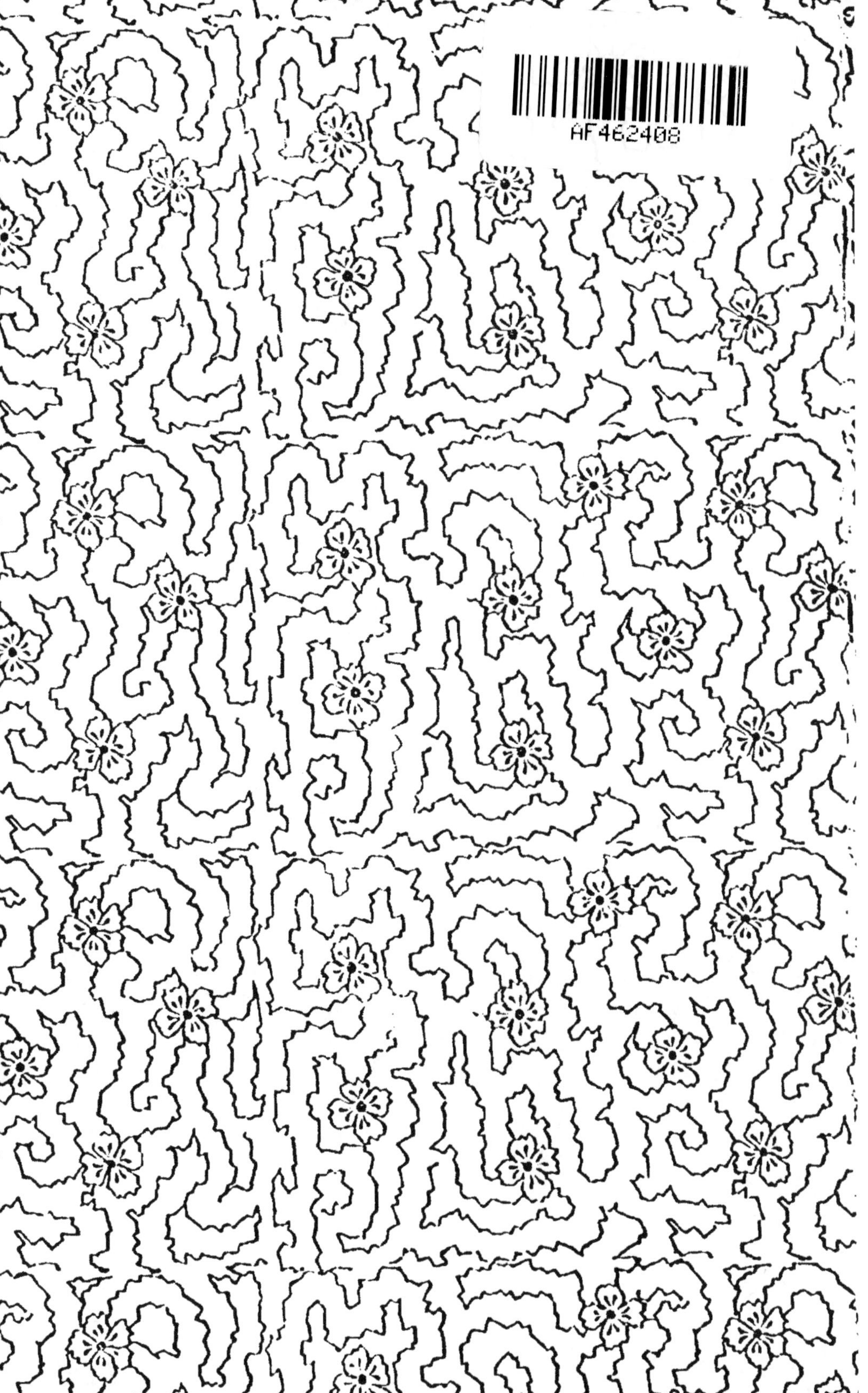

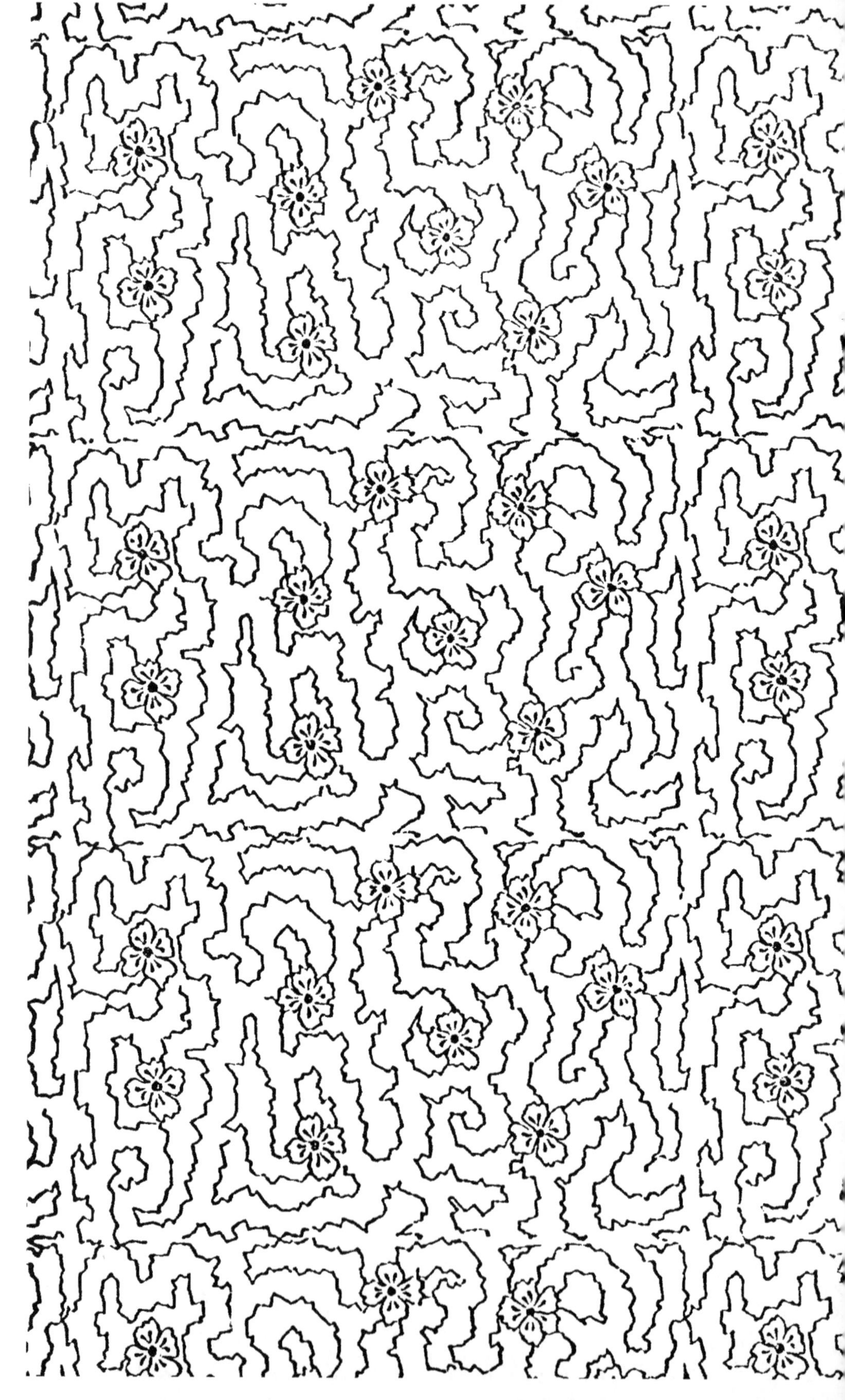

Dr DÉMÉTRIUS MANOUÉLIDÈS
Ancien Externe
Ex-Interne II^re des Hôpitaux de Lyon

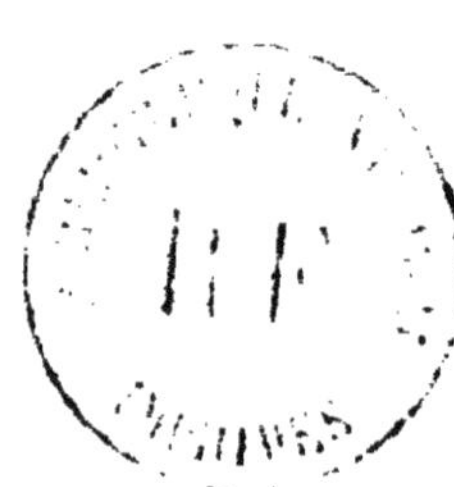

DE LA SALPINGO-OVARIOTRIPSIE

LYON
A.-H. STORCK, ÉDITEUR
1897

Dr Démétrius MANOUÉLIDÈS
Ancien Externe
Ex-Interne Hre des Hôpitaux de Lyon

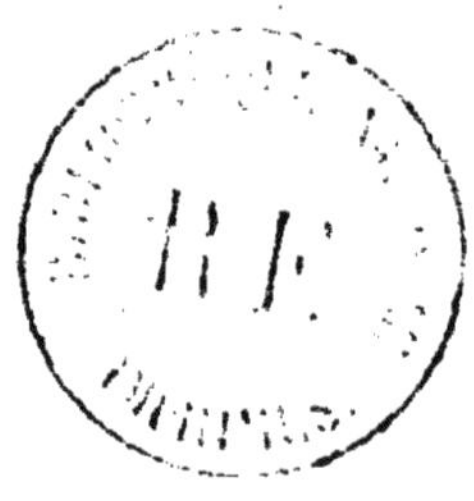

DE LA SALPINGO-OVARIOTRIPSIE

LYON
A.-H. STORCK, ÉDITEUR
1897

INTRODUCTION

Le traitement des suppurations pelviennes par la cœliotomie vaginale est considéré à l'heure actuelle comme le procédé de choix par la presque totalité des chirurgiens lyonnais. Sous l'impulsion donnée par le professeur Laroyenne et par ses élèves, les avantages de cette méthode deviennent de jour en jour plus évidents. Le rapporteur français du dernier congrès de gynécologie de Genève ne cache pas que « l'incision vaginale a repris un regain d'actualité et de vigueur et s'est montrée digne d'entrer en parallèle avec d'autres méthodes, devant lesquelles elle semblait devoir s'effacer. Il y a là un véritable retour en arrière, « nous commençons à remonter, a dit Doléris, une pente qui avait été descendue avec une rapidité vertigineuse. Le pas en arrière est marqué par l'adoption plus générale de l'incision large du cul-de-sac vaginal postérieur ou du cul-de-sac antérieur. Notre rapporteur américain conclut à la guérison de 90 p. 100 des inflammations pelviennes par ce procédé.

« Le deuxième point acquis c'est la *tendance conservatrice* qui se déduit de la constatation précédente et que deux des rapporteurs ont affirmée, et sur la nécessité de laquelle ils ont justement appuyé. »

S'il en est ainsi la colpo-cœliotomie ne doit pas être cataloguée dans le rang des méthodes d'exception (Bouilly). Ses indications sont autrement nombreuses qu'on a voulu le dire et il nous semble qu'il y a peu de cas non justiciables de cette méthode. Les collections purulentes qui viennent proéminer au niveau du cul-de-sac de Douglas ne sont pas seules du ressort de cette méthode.

Dans la clinique de M. le professeur Laroyenne, on attaque par cette voie presque toutes les suppurations pelviennes et les lésions inflammatoires des annexes. Et comme la plupart des collections qui ont pour siège le cul-de-sac rétro-utérin ont le plus souvent pour origine directe ou indirecte une salpingo-ovarite, l'ablation de ces annexes, cause première du mal, est de règle.

Cependant cette ablation n'est pas toujours possible. Dans certains cas les adhérences sont telles que la libération des organes malades est rendue impraticable. Ces cas sont justiciables d'un procédé opératoire spécial, la salpingotripsie, dont l'étude fera le sujet de ce travail.

Nous ne voulons pas cependant généraliser, nous sommes loin d'avancer qu'il n'y ait pas des cas où le morcellement des organes malades par salpingotripsie soit impossible, mais ces cas difficiles sont-ils plus à la portée des laparotomistes? « Je ne prendrais pas la peine de rappeler, dit Bouilly, les faits connus de tous, où, le ventre ouvert, il n'y a rien à faire que des dégâts, où tout est confondu, adhérent, méconnaissable. »

Ces cas complexes sont justiciables de l'hystérectomie vaginale et c'est là sa seule médication dans l'appréciation des différentes méthodes qui se disputent le traitement des suppurations pelviennes. Aller plus loin avec elle et chercher à traiter la presque totalité des suppurations pelviennes par cette méthode, c'est abuser des meilleures choses au grand détriment des malades dont la plupart sont jeunes et en pleine activité génitale. Il faut éviter à tout prix la castration totale chez la femme et les troubles de différents ordres qui la suivent de près.

Pour nous résumer, il faut toujours tenter une ou plusieurs opérations conservatrices avant de recourir à l'hystérectomie. D'ailleurs, il ne faut pas trop s'illusionner à son égard, il ne faut pas la considérer dans tous les cas comme cette opération idéale après laquelle toute souffrance, toute douleur disparaît. Il y a des cas où les malades continuent à souffrir beaucoup, même après l'opération de Péan, et ces cas ne sont pas malheureusement rares.

Ces faits s'expliquent très bien, si on veut bien se rappeler que l'hystérectomie n'est pas toujours une opération d'exérèse, qu'elle ne peut être forcément qu'une opération de simple ouverture dans les cas complexes, où tout est englobé dans une gangue fibreuse. Il ne faut donc pas trop se hâter de recourir à elle ; d'autant plus que cette simple ouverture est rendue suffisamment large par la colpocœliotomie postérieure tout en ne portant pas atteinte à la vie génitale de la femme.

Le Dentu l'a bien reconnu en disant que « l'ouverture large du cul-de-sac postérieur est presque l'opération dite de Péan moins l'extirpation de l'utérus ». Goullioud de son côté a bien montré que l'incision transversale du cul-de-sac postérieur pouvait être portée jusqu'à huit centimètres.

Si nous consultons d'autre part la thèse récente de M. Commandeur qui a étudié minutieusement les rapports de l'uretère et de l'utérine avec les organes pelviens, nous apprenons que le champ opératoire est bien plus large et peut atteindre 10 centimètres de largeur. On ne doit donc pas prétexter que la brèche d'accès est forcément restreinte et qu'on est gêné dans les manœuvres (Segond).

De ces considérations anatomiques et cliniques il résulte que l'incision large du cul-de-sac postérieur nous permettra toujours de rechercher facilement les organes malades, de juger de leur état, et de recourir, dans les cas où leur ablation serait jugée impossible, à des manœuvres instrumentales pour pratiquer la salpingo-ovariotripsie. Le mot est de M. le professeur agrégé Condamin qui est l'auteur de ce procédé. L'opération consiste à broyer les annexes malades et fortement adhérentes entre les mors d'une pince à cœur, à les réduire en quelque sorte en bouillie, afin d'enlever de cette facon leur plus grande partie par morcellement, et permettre l'élimination ultérieure du reste.

Quelques débris de l'organe malade peuvent persister, mais ils se résorbent ordinairement, et en tout cas, ils ne peuvent devenir qu'exceptionnellement le point de départ de nouvelles poussées. On voit, par ce qui précède, que le procédé opératoire que nous allons étudier n'intervient que dans les cas où des procédés plus sûrs et plus complets sont impossibles à exécuter. Il ne constitue donc en réalité qu'un procédé de nécessité, une opération atypique, qu'on n'entreprendra que dans les cas où toute manœuvre de décortication, de libération des annexes.

malades, pour leur ablation complète, aura échoué. Il n'en est pas moins vrai que le procédé en question est souvent d'une utilité incontestable en ce qu'il permet de faire un pas en avant dans la voie de la conservation qui doit toujours préoccuper le gynécologiste.

Dans l'exposé de cette question nous allons passer successivement en revue : 1° l'historique des différentes phases de la méthode de Laroyenne dont la salpingotripsie n'est qu'une étape ;

2° Les indications de la salpingotripsie en parallèle avec celles des autres méthodes vaginales :

3° Le manuel opératoire de ce procédé ;

4° Les accidents opératoires et la mortalité ;

5° Les résultats immédiats et les suites éloignées de la salpingotripsie.

Avant d'entrer dans l'étude de tous ces points nous considérons comme un devoir des plus sacrés d'adresser nos respectueux remerciements à tous les maîtres à qui nous devons notre éducation médicale.

Nous sommes particulièrement reconnaissant à M. le professeur Soulier pour la bienveillance dont il nous a entouré dès le début de nos études médicales.

M. le professeur Laroyenne nous fait un insigne honneur en acceptant de présider notre thèse. Nous nous estimons très heureux et très fier d'avoir été son interne et pu ainsi profiter de près de son immense expérience clinique. C'est dans son service, et imbu de ses principes que nous avons préparé ce travail sous la direction de M. le professeur agrégé Condamin. Nous prions ce maître de recevoir l'expression de notre gratitude pour l'honneur qu'il nous fait en nous confiant le développement d'un sujet auquel son nom est attaché.

Nous adressons également nos plus vifs remerciements à M. le professeur agrégé Vautrin, de Nancy, pour l'amabilité avec laquelle il a bien voulu nous communiquer ses observations et ses impressions sur la question qui nous occupe.

Enfin nous ne saurions omettre d'exprimer toute notre reconnaissance à tous les maîtres dont nous avons eu l'honneur d'être interne ou externe : M. le professeur Renaut, MM. Carrier et Chappet médecins des hôpitaux, et MM. Vincent, Vallas, Jaboulay, chirurgiens des hôpitaux.

M. Repelin a été pour nous d'une affabilité sans bornes et a largement contribué à notre instruction gynécologique; nous le remercions sincèrement ainsi que notre ami Fr. Duplant, préparateur du laboratoire d'anatomie pathologique, qui a guidé nos premiers pas dans cette science.

DE LA SALPINGOTRIPSIE

I

HISTORIQUE

La salpingo-ovariotripsie n'est en réalité qu'un cas particulier de la méthode de Laroyenne pour le traitement des suppurations pelviennes. Ce qui caractérise cette méthode c'est avant tout la voie suivie pour l'intervention. Elle cherche à attaquer presque toutes les suppurations pelviennes par l'ouverture large du cul-de-sac postérieur. Pour atteindre le but qu'elle se propose elle a à sa disposition deux moyens excellents :

1° un trocart-métrotome à concavité pelvienne, sans lequel les collections haut situées seraient inaccessibles par cette voie ;

2° Une éponge fine qui, placée à cheval sur la brèche vaginale, arrête toute hémorrhagie.

Nous avons tenu à définir, après beaucoup d'autres, ce qu'était la méthode de Laroyenne, car beaucoup d'auteurs continuent à la considérer comme n'étant qu'une simple ponction.

En réalité ce qui constitue la base d'une méthode, ce n'est pas un trocart-métrotome, un bistouri, ou une paire de ciseaux, du moment où tous les instruments ont pour but de faire une incision large du cul-de-sac postérieur : c'est la voie suivie, la voie vaginale, qui doit être prise pour base de la méthode de Laroyenne.

S'il est vrai qu'avant Laroyenne quelques auteurs aient pu avoir recours à cette voie cela n'a été fait qu'incidemment. On ponctionnait ou on ouvrait d'un coup de bistouri les collections qui venaient proéminer au niveau du cul-de-sac postérieur; mais l'intervention par le vagin n'avait jamais été érigée en méthode avant le professeur Laroyenne.

Les interventions des auteurs qui se sont appliqués un peu plus spécialement à étudier cette question ne se rapportent encore qu'à des faits isolés. Nous devons cependant mentionner trois auteurs qui déjà en 1876 avaient préconisé l'incision vaginale pour le traitement des suppurations pelviennes. Nous voulons parler de Récamier en France, de Gaillard-Thomas et de Byford en Amérique. Bientôt un autre auteur américain, Battey, préconise sur une vaste échelle l'ablation des ovaires et il intervient systématiquement par la voie vaginale. Mais Battey a péché par excès, aussi a-t-il eu peu d'adeptes.

Au contraire nous voyons tous les grands gynécologistes de cette époque passer sous silence la voie vaginale et avoir recours depuis Lawson-Tait à la laparotomie.

Plus près de nous Delbet, Pozzi attribuent à la laparotomie vaginale de grands inconvénients et évitent de s'exposer à des complications imprévues, d'autant plus redoutables qu'elles se présenteraient dans une région plus difficilement accessible.

Entre temps, Péan découvrait une nouvelle opération, l'hystérectomie vaginale, qui à un moment donné avait semblé vouloir tout englober à son profit. Défendue avec acharnement par Paul Segond elle trouvait bientôt à l'étranger des défenseurs aussi convaincus (Jacobs, Bouffard, Kurth, Teplow, Kaltenbach).

A partir de ce moment deux méthodes seulement se disputent le traitement des suppurations pelviennes et des inflammations annexielles : la laparotomie abdominale et l'hystérectomie. La laparatomie vaginale semble passer dans l'oubli. Cependant quelques voix autorisées s'élèvent de temps en temps pour la défendre (Piqué, Bonnecaze, Le Dentu) : et bientôt, il s'opéra en sa faveur un revirement d'opinion qui s'est manifesté nettement au dernier congrès international de gynécologie et au congrès de chirurgie de 1896. Aujourd'hui les adeptes de la colpocœliotomie augmentent de plus en plus qu'il s'agisse de colpo-cœliotomie antérieure (Distrssu, A. Martin, Doléris, Vautrin, etc.), de la cœliotomie postérieure (Heel, Hegar, Battey, Byford, Laroyenne, Vincent, L. Landois, Mackenrodt, etc.), ou de la colpo-cœliotomie antérieure et postérieure (Bode, von Erlach, Gottschalk).

Nous avons esquissé l'historique des procédés vaginaux pour le traitement des suppurations pelviennes en dehors de Lyon, et nous avons vu que la laparotomie vaginale, à quelques rares exceptions près, fut complètement oubliée jusqu'à ces dernières années. En revanche elle fut pratiquée systématiquement à Lyon sous l'impulsion qui lui a été donnée par M. Laroyenne.

Lors de ses premières interventions par la voie vaginale, Laroyenne eut recours au seul large débridement du cul-de-sac postérieur, suivi d'un drainage plus ou moins long suivant les cas. Les détails de sa pratique ont été consignés dans un beau travail d'un de ses élèves, le docteur Blanc sur l'*Inflammation péri-utérine chronique avec épanchements latents de nature purulente, séreuse ou hématique.* Ce travail date de 1887. En 1891, un autre élève de Laroyenne, le docteur Gouilloud, revient de nouveau sur les avantages et l'innocuité de la méthode de son maître. « Au risque de paraître réactionnaire et retardataire, dit-il, c'est encore le simple débridement vaginal des collections pelviennes que nous venons rappeler et défendre dans cet article. Ce n'est pas que la voie abdominale nous soit inconnue, et que nous n'admirions et n'utilisions souvent la grande conquête de Lawson-Tait, mais nous sommes frappés de voir dans le service de notre maître, M. le professeur Laroyenne, de nombreuses malades, atteintes de suppurations pelviennes, plus ou moins gravement infectées, guérir toutes après l'ouverture vaginale de leurs abcès ; alors que presque partout, dans la presse et dans les sociétés savantes, cette méthode est proscrite et abandonnée pour la voie abdominale, qui donne, dans les suppurations pelviennes, aux plus heureux et aux plus brillants de ses adeptes, une mortalité de 10 p. 100. Pour nous le contraste est frappant. C'est d'un côté une mortalité de 10 p. 100 au moins, de l'autre une mortalité de 2 p. 100 au plus. »

La seule incision large avec drainage consécutif donne de bons résultats lorsqu'il s'agit de trompes purulentes volumineuses, dilatées, plus ou moins adhérentes, dans les phlegmons latéro-pelviens ou anté-utérins et dans les cas de pelvi-péritonite primitive.

Elle a donc ses indications, elle est suffisante dans certains cas, et dans le travail précédemment cité M. Goullioud, rapporte des observations de guérison persistant depuis trois ans.

M. Vincent est revenu dernièrement sur les résultats de cette pratique et en constate de nouveau les avantages.

Mais quand on cherche à la généraliser on se heurte à une objection sérieuse : c'est la fréquence des récidives. Il ne faut pas oublier en effet qu'un grand nombre des collections du cul-de-sac postérieur ne sont en réalité que des pelvi-péritonites enkystant une annexe malade ordinairement une salpingite, plus rarement une ovarite. Or, si on se borne dans ces cas, à la simple ouverture du cul-de-sac postérieur on a beaucoup de chances d'avoir une récidive dans un délai plus ou moins bref.

Aussi, à cette époque, était-on obligé très souvent dans la clinique de M. Laroyenne, de recourir à l'ablation secondaire des annexes par la laparotomie.

Pour ces raisons, et dans de pareils cas, M. Laroyenne s'est efforcé, déjà depuis 1892, de pratiquer l'ablation primitive des annexes par la voie vaginale toutes les fois qu'elles ont été jugées trop malades pour être conservées.

« Je me suis longtemps contenté, dit-il dans une publication de 1893, d'une large incision vaginale des poches pelviennes. J'ai insisté sur la nécessité de mon trocart conducteur pour ponctionner notamment et débrider avec méthode des pyosalpinx à siège élevé, de faible dimensions contenant à peine une cuillerée de pus. Tout en restant toujours fidèle à ce traitement qui donne les plus heureux résultats, je m'efforce de le compléter le cas échéant, en opérant l'ablation des annexes prolabées ou tout au moins leur libération des adhérences à la paroi ambiante. Mais cette opération complémentaire ne peut être réalisée que si l'on est en présence d'une péritonite enkystée et non d'une collection tubaire développée aux dépens d'une trompe dilatée. »

Vers la même époque parut la thèse de Bonnet qui est une étude détaillée de l'ablation des annexes enkystées dans un foyer de pelvi-péritonite.

Ces cas d'ablation sont simples, parce que la décortication des organes malades est relativement facile. Mais à côté de ces salpingo-ovarites enkystées, il existe toute une classe d'annexites directement en contact et adhérentes au péritoine pelvien et aux organes qu'il recouvre. Cette classe comprend ces salpingo-ovarites volumineuses, tortueuses, ne contenant pas de pus collecté et pour lesquelles on est fréquemment forcé d'intervenir. Leur étude et les moyens de leur ablation par le vagin ont fait l'objet de la thèse de Chatelus (th. Lyon, 1895).

Mais, on n'a pas tardé à reconnaître que l'ablation totale des annexes, pour lesquelles l'exérèse a été jugée nécessaire, se heurte quelquefois à des obstacles dus à une péri-annexite proliférante, ayant créé des adhérences et emprisonné solidement les organes malades.

Dans ces cas, l'ouverture simple du cul-de-sac postérieur ne suffit pas, du reste il s'agit souvent de salpingo-ovarites parenchymateuses non enkystées. Les signes fonctionnels ont rendu l'intervention nécessaire.

Que faire en pareil cas? L'hystérectomie vaginale est un moyen trop radical, puisque des procédés plus conservateurs peuvent réussir. Au reste on aura toujours le temps de recourir à l'opération de Péan. Guidé par cet esprit de conservation, dont on ne s'est jamais départi dans la clinique gynécologique de la Charité, M. Condamin a proposé pour ses cas la salpingo-ovariotripsie. Déjà en 1893 pour les cas analogues, M. Laroyenne recommandait « l'expression ou même la dilacération, qui ne comportait pas d'accidents, puisqu'elles ne se produisent pas dans la grande cavité péritonéale. »

En 1891 nous trouvons la première communication de M. Condamin sur cette question au congrès de chirurgie de Lyon.

Depuis cette époque l'auteur est revenu à deux reprises différentes sur cette question, mais incidemment en quelque sorte, à propos du traitement des salpingo-ovarites enkystées (*Arch. provinciales de chirurgie*, 1894) et de l'ablation directe des annexes par la voie vaginale (*Gaz. hebdomadaire*, 1895).

Enfin au dernier congrès de chirurgie M. Vautrin, de Nancy, a montré les avantages de ce procédé, auquel il a eu recours à différentes reprises.

II

INDICATIONS DE LA SALPINGOTRIPSIE EN PARALLÈLE AVEC CELLES DES AUTRES MÉTHODES VAGINALES

Les indications de la salpingotripsie ne peuvent être posées que par voie d'exclusion. Nous avons déjà dit, en effet, qu'elle ne constitue qu'une opération atypique, une manœuvre de nécessité, à laquelle on ne doit avoir recours que dans les cas où toute autre opération conservatrice est inapplicable. Il est en effet des circonstances où l'on se trouve dans l'alternative suivante : ou sacrifier la totalité de l'appareil génital interne de la femme, ou avoir recours à une opération qui, sans être toujours complète, permet d'espérer qu'elle sera suffisante pour guérir la malade. Du reste si elle échoue il sera toujours temps de recourir à l'opération de Péan. Disons-le cependant tout de suite les cas à hystérectomie sont rares et on peut presque toujours, en y revenant, s'il le faut, à différentes reprises, obtenir de bons résultats par les opérations conservatrices. Telle est la conduite suivie dans la clinique gynécologique de la Charité, où les hystérectomies pour lésions annexielles sont relativement assez rares.

Ceci dit, voyons de plus près dans quelles conditions on peut être amené à faire la salpingotripsie.

Pour cela nous devons passer en revue les indications des opérations vaginales typiques que l'on pratique couramment dans le service de M. Laroyenne. Nous arriverons ainsi à mieux nous rendre compte des cas justiciables du procédé opératoire que nous décrirons.

Occupons-nous d'abord du débridement vaginal simple, tel qu'il est pratiqué d'après la méthode de Laroyenne. Voici quelles seraient actuellement ses indications d'après ce que nous avons pu observer :

Toutes les collections séreuses ou purulentes de la pelvi-péritonite, cloisonnées ou non, ressortent nettement de ce procédé.

A côté d'elles se placent les abcès paramétritiques, phlegmons latéro-pelviens et anté-utérins, proéminant plutôt du côté du bassin que du côté de la paroi abdominale.

L'incision vaginale large interviendra également dans les cas d'hématocèle, après avoir temporisé et constaté que l'hémorrhagie interne ne continue pas.

De même l'expérience a démontré que la simple incision et le drainage consécutif suffisent généralement, pour obtenir une guérison parfaite dans le cas de dilatations tubaires purulentes uni-latérales et même bilatérales. Les plus beaux cas de ce genre ont été fournis par les salpingites non compliquées de périsalpingite notable. L'incision de ces poches tubaires par la voie vaginale sera faite d'ailleurs, grâce à l'instrumentation spéciale de M. Laroyenne, quel que soit le siège de ces collections excepté quand elles viennent proéminer très nettement du côté de l'abdomen.

C'est dire qu'on peut ouvrir facilement par la voie vaginale, en s'aidant du trocart à courbure pelvienne de Laroyenne et de la pression hypogastrique, des pyosalpinx haut placés et situés au niveau d'une des cornes utérines ou d'une des fosses iliaques. Ces collections annexielles guérissent en somme comme de simples abcès, qu'on a ouverts et drainés convenablement. Les observations de Goullioud, celles plus récentes de Vincent sur les résultats de ce traitement en font foi. Les échecs tiennent en grande partie, d'après M. Laroyenne, à ce que l'attention des opérateurs n'a pas été attirée suffisamment sur un fait très fréquent, nous voulons parler de la multitude des poches à contenu de nature identique ou différente. Ces poches juxtaposées ou incluses les unes dans les autres doivent être recherchées et ouvertes. Elles ne peuvent être reconnues avec certitude que par l'exploration digitale de la première cavité combinée avec le palper hypogastrique.

En résumé, pelvi-péritonites séreuses ou purulentes, phlegmons larges à prédominance pelvienne, hématocèles, grosses poches tubaires ou ovariennes adhérentes aux parois pelviennes et aux organes avoisinants, voilà les indications typiques du débridement large de Laroyenne. On voit par ce qui précède que ces indications sont plus étendues que celles admises par les auteurs. Ceci tient, nous le répétons, à l'instrumentation spéciale de M. Laroyenne qui nous permet d'atteindre des collections inaccessibles autrement.

Après l'étude des cas justiciables du débridement simple, il nous reste à passer en revue ceux qui sont du ressort de l'ablation des annexes par la voie vaginale. Là, plusieurs éventualités peuvent se présenter :

Dans une première catégorie de faits il s'agit d'une disposition des lésions sur laquelle M. Laroyenne et son élève Borurel ont beaucoup insisté. Nous voulons parler des annexes noyées dans une pelvi-péritonite enkystée. Ces cas sont très fréquents, beaucoup plus qu'on ne le pense.

« L'altération d'une ou des deux trompes, dit Laroyenne, détermine par leur présence et la filtration de leur contenu sanieux, une péritonite du bassin avec un épanchement dont la nature séreuse ou séro-purulente révèle toujours l'origine séreuse péritonéale, bien différente de celle d'une cavité muqueuse tubaire plus ou moins altérée. »

Le diagnostic clinique de ces cas est rendu facile par l'histoire clinique des malades. Une femme, par exemple, qui souffre depuis longtemps d'un côté présente à un moment donné des phénomènes douloureux très accusés. L'exploration locale fait constater des signes de collection ou d'induration douloureuse, c'est alors que l'on doit penser à cette variété de lésion signalée par Laroyenne. On intervient dans ces cas après avoir pratiqué le débridement vaginal qui donne issue à un liquide séreux ou séro-purulent ; les doigts explorateurs rencontrent dans l'intérieur de la poche péritonéale des annexes malades, qui descendent quelquefois comme une suspension du plafond de la chambre péritonéale. Dans d'autres cas, c'est contre les bords de l'utérus lui-même qu'il faut les chercher ou encore adossées à la paroi rectale ; souvent aussi c'est en dehors, au niveau du point où l'ovaire et le pavillon de la trompe se trouvent normalement, que siègent les organes à enlever.

Quoi qu'il en soit, cette première variété de cas se distingue par cette particularité : qu'ordinairement les adhérences de la tumeur salpingo-ovarienne sont partielles, la plus grande partie de sa surface est libre, et de ce fait sa libération est rendue plus facile. Une fois décollées les annexes sont attirées dans le vagin et sectionnées au-dessous d'une pince courbe à demeure qui a saisi le pédicule constitué.

Ce sont là les cas types d'ablation d'annexes, les premiers que M. Laroyenne a été amené à enlever par le vagin.

Dans un second ordre de faits il s'agit de salpingites parenchymateuses avec, le plus souvent, gros ovaire scléreux ou scléro-kystique. Au toucher combiné au palper on sent en arrière et sur un des côtés du Douglas une tuméfaction allongée, douloureuse, dont les contours paraissent assez nettement limités et au niveau de laquelle le doigt ne perçoit pas de fluctuations. En faisant le toucher recto-vaginal on arrive souvent à sentir un peu plus en arrière de cette première tumeur une seconde plus arrondie de la grosseur d'une noix ; elle est adjacente à la première dont elle est séparée par un sillon nettement appréciable. A l'ouverture large du cul-de-sac postérieur les doigts arrivent lentement, péniblement à décoller la tumeur pour lui constituer un pédicule et préparer son ablation. Cette libération ne réussit pas toujours, mais souvent on arrive à bout en s'armant de la patience nécessaire et en s'aidant d'une pince à cœur. Après cette ablation, le doigt nous renseignera sur l'etat des annexes du côté opposé. Leur altération est le plus souvent peu accusée aussi doit-on les respecter surtout s'il s'agit de jeunes femmes. Si toutefois leur conservation a été jugée impossible on en fera l'ablation de la même façon.

Enfin dans une troisième catégorie de cas on est en présence de pyosalpinx de petit ou de moyen volume plus ou moins mobiles. Ils seront reconnus à leur fluctuation facile à percevoir et à la régularité appréciable de leurs contours (Bouilly). Ils siègent ordinairement dans un cul-de-sac postéro-latéral, ou sur l'un des bords de l'utérus, à un niveau plus ou moins élevé. Ces pyosalpinx, nous les avons vus très bien guérir par le simple débridement large de Laroyenne suivi d'un bon drainage prolongé.

L'étude que nous venons de faire nous a permis d'éliminer les cas qui ressortent du débridement simple ou de l'ablation unilatérale ou bilatérale des annexes par la voie vaginale. Nous arrivons ainsi à envisager des cas de plus en plus complexes où les opérations précédentes ne seront plus de mise.

Mais avant d'aller plus loin il faut dire quelques mots de la voie abdominale, que nous avons passée jusqu'ici sous silence. Sur son compte nous devons mettre d'abord les phlegmons du ligament large ou les grosses collections tubaires qui proéminent nettement du côté de l'abdomen (incision transpéritonéale ou sous-péritonéale). On interviendra également par cette voie toutes les fois qu'on se trouve en présence d'annexites très haut placées et en quelque sorte en dehors de la cavité pelvienne. Enfin, l'ablation des annexes par la voie abdominale est faite par M. Laroyenne comme opération complémentaire toutes les fois qu'il pratique l'hystéropexie abdominale pour rétroversions adhérentes.

En tout cas les indications de la voie abdominale sont

assez restreintes dans la clinique gynécologique de la Charité. En intervenant par la voie vaginale, des mains exercées arrivent à faire presque autant qu'un laparotomiste et cela sans exposer les malades à tous les risques que comporte avec elle la laparotomie. En effet, il ne faut pas oublier qu'il y a deux raisons majeures qui donnent aux interventions par la voie vaginale une simplicité et une innocuité presque absolues.

C'est d'abord l'existence d'un plafond formé d'adhérences et qui sépare la cavité pelvienne de la grande cavité péritonéale ; ce plafond est toujours respecté par un colpotomiste jamais par un laparotomiste. D'autre part, et ce fait est en corrélation directe avec le premier, il est démontré aujourd'hui « que le péritoine du petit bassin présente une tolérance particulière et une résistance aux inoculations infiniment supérieure à celle du péritoine abdominal proprement dit et surtout du péritoine sus-ombilical. « Quelques gouttes de pus virulent tombé dans le ventre, l'abandon d'une petite partie de la paroi suppurée impossible à décortiquer, peuvent être, en dépit de toutes les précautions, la cause inéluctable d'une septicémie péritonéale suraiguë. » (Bouilly.) Si nous ajoutons à cela la possibilité de fistules à longue durée et les éventrations, nous voyons que c'est aller trop loin que de vouloir intervenir par cette voie pour tous les cas de lésions annexielles.

Dans cet exposé un peu long des raisons qui militent en faveur de tel ou tel procédé, nous avons eu pour but en faisant une étude d'ensemble de mieux faire ressortir la nécessité de recourir à des procédés spéciaux dans les cas compliqués qu'il nous reste à envisager. Ces procédés spéciaux sont la salpingo-ovariotripsie ou ablation des annexes adhérentes par morcellement et l'hystérectomie vaginale. Il n'y a aucune comparaison à faire entre ces deux procédés. Ils ont été conçus chacun dans un but tout différent. L'un est un procédé radical, l'autre un procédé conservateur. Cependant ce dernier est plus modeste il n'a pas la prétention de dépouiller l'autre à son profit. Il cherche seulement à s'emparer de certaines lésions qui sans être justiciables du débridement ou de l'ablation ne sont cependant ni assez avancées, ni assez complexes pour tomber sous le coup de l'hystérectomie, telle qu'elle doit être comprise du moins par un esprit non entaché d'hérésie opératoire. Nous nous expliquons.

Voici d'abord une grosse salpingite parenchymateuse suppurée à parois très épaisses charnues, et friables, à cavité rétrécie et oblitérée par places ne contenant que quelques gouttes de pus ou bien une petite collection enfermée dans les franges du pavillon ou circonscrite au dehors par des adhérences et des fausses membranes. L'ovaire est également sensiblement augmenté de volume, il est le siège de lésions scléro kystique ou d'un petit abcès très fréquemment communiquant avec celui de la trompe au niveau du pavillon de cette dernière. La lésion du reste peut être unilatérale ou bilatérale. Ce qu'il ne faut pas perdre de vue c'est que ces annexes tiennent aux parois avoisinantes par des adhérences résistantes. Ces adhérences jointes à la friabilité des organes font que la moindre traction, la moindre tentative de décollement sont suivies de dilacération. Ces cas s'offrent pour ainsi dire tout seuls a la salpingo-ovariotripsie. En procédant par des manœuvres de morcellement on arrive à enlever la presque totalité des organes malades.

Mais ce ne sont pas les seuls justiciables de la salpingostripsie. Certaines annexites noyées dans un kyste péritonéal s'accompagnent d'un travail prolifératif périphérique tel que l'annexe paraît comme enchatonnée par des adhérences compactes, sa libération est impossible et cependant le seul débridement n'a pas suffi pour amener la guérison. Nous avons vu des malades auxquelles on a été obligé de pratiquer ce débridement jusqu'à trois fois la même année. Il est évident que ces collections suppurées avaient pour point de départ cette épine irritative qu'était l'annexe adhérente au niveau de l'une des parois de la poche. Il nous paraît qu'en face de pareilles lésions, avant de recourir à des mesures plus radicales, il ne serait pas illogique de tenter l'ablation de l'organe par morcellement quoiqu'avec moins de chances de succès que pour les cas précédemment cités.

Même éventualité se présente en face d'une salpingo-oophorite kystique à poche adhérente, non énucléable. Là également on pourrait tenter d'enlever par morcellement tout ce qu'on pourrait de la lésion, du moins si la poche n'adhère ni en haut du côté de la masse intestinale, ni en arrière du côté du rectum.

Il reste encore quelques cas, plus rares il est vrai, pour lesquels la salpingotripsie sera tentée avec plus de chance de succès. Nous voulons parler des hématosalpinx adhérents et des salpingites tuberculeuses.

En présence d'une hématocèle après le débridement du cul-de-sac postérieur et l'évacuation des caillots l'ablation de la trompe paraît rationnelle : on évitera ainsi de nouveaux accidents. Si des adhérences fortes empêchent sa libération, on interviendra par salpingotripsie pour enlever facilement la presque totalité de l'organe malade Il en est de même de la salpingite tuberculeuse. Son ablation par les moyens ordinaires est le plus souvent impossible, surtout si elle date de quelque temps ; aussi la salpingotripsie se présente comme la seule ressource dans ces cas si l'on veut tout enlever. Parmi les cas que nous avons fait ressortir de la salpingotripsie il en est quelques-uns pour lesquels cette opération a beaucoup de chance d'échouer, aussi ne doit-elle être considérée dans ces conditions que comme un moyen d'attente, comme une dernière tentative conservatrice.

Ces cas nous serviront de point de transition pour les cas plus complexes et nettement justifiables de l'hystérectomie vaginale. Nous voulons parler de ces annexites, dans lesquelles tout le bassin est pris, suivant l'expression de M. le professeur Laroyenne. Quand les choses en sont arrivées là, il ne faut pas hésiter, ni trop s'attarder à pratiquer des opérations conservatrices, l'hystérectomie sera seule de mise. M. Vallas dans une excellente revue critique arrive aux même conclusions. « Une conclusion paraît sortir de l'examen des faits et de la critique des guérisons, dit-il, c'est que l'hystérectomie vaginale convient très bien aux cas graves, mais qu'elle ne saurait jamais convenir qu'à ceux-là.

Supposons, en effet, un utérus malade lui-même, encastré dans des productions inflammatoires qui l'enserrent de toutes parts et lui infligent des déviations variées ; supposons autour de cet utérus des cavités purulentes, multiples, développées soit dans les trompes dilatées, soit dans le péritoine pelvien ; supposons enfin une ou plusieurs de ces poches ouvertes dans une cavité voisine et établissant des communications fistuleuses entre la vessie le rectum et le vagin. Tout est pris, en un mot, dans le petit bassin, qu'on a comparé alors à une éponge purulente. Avec cela la femme éprouve de vives douleurs, s'épuise dans une suppuration interminable; la fièvre hectique s'allume et va emporter la malade. En ce cas, l'indication vitale s'impose, et je crois qu'il n'y a pas à hésiter. »

III

MANUEL OPÉRATOIRE

Après désinfection et anesthésie, la malade étant maintenue couchée avec les cuisses fléchies sur le bassin, on pratique dans un premier temps l'ouverture du cul-de-sac postérieur. Cette ouverture doit être large d'au moins six centimètres de manière à laisser passer librement deux doigts. Elle sera pratiquée d'ailleurs soit avec le trocart-métrotome de M. Laroyenne, soit avec de longs ciseaux courbes.

Le premier de ces instruments sera employé toutes les fois qu'on a des raisons de croire qu'il existe une collection, de même que dans certains cas de paramétrite postérieure dans lesquels le cul-de-sac postérieur est considérablement épaissi de façon à rendre l'ouverture aux ciseaux lente et laborieuse. Du reste le trocart-métrotome peut servir dans tous les cas ; et, il est certain que,quand on en a bien l'habitude, on abrège considérablement ce premier temps opératoire. Nous rappelons que, pour éviter sûrement l'artère utérine et l'uretère,on doit se tenir en arrière d'une ligne rasant la face postérieure du museau de tanche. On doit donc toujours ponctionner dans le cul-de-sac postérieur, soit au centre, derrière le col utérin, soit sur le côté de ce cul-de-sac, jamais dans le cul-de-sac latéral. Le débridement sera fait latéralement et un peu obliquement en bas. Enfin les débutants feront bien de ponctionner en maintenant l'index gauche dans le vagin et le médius dans le rectum de manière à éviter toute lésion de ce dernier organe. Quoi qu'il en soit, une fois l'ouverture faite, si on la trouve insuffisante, on peut l'agrandir en la dilatant soit avec les doigts, soit avec un dilatateur tel que celui de Tripier.

Le débridement large ainsi obtenu, les doigts introduits dans le Douglas cherchent lentement, méthodiquement à décoller les annexes malades, à les libérer de leurs adhérences pour les pédiculiser et permettre ainsi leur ablation totale. Cette tentative est restée infructueuse, ce qui peut tenir à deux éventualités principales : ou bien il s'agit d'une trompe charnue et friable se laissant dilacérer par la moindre traction, ou bien on est en présence d'un kyste annexiel purulent, qui est fortement adhérent aux parois avoisinantes.

Alors, dans un troisième temps, les doigts restant toujours en place pour servir de guides, on introduit à travers la brèche vaginale une pince à cœur, qui est conduite jusqu'au niveau de la tumeur. Le morcellement de cette dernière commence : la pince enlève chaque fois la portion de la tumeur qui se trouvait prise entre ses mors ; en combinant ces tractions à des mouvements de torsion on facilitera beaucoup le morcellement. Ordinairement les tissus sont friables, sans grande cohésion et on arrive alors à ramener par fragments la grande majorité des masses tubo-ovariques; plus rarement on a affaire à des annexes dures et ulcéreuses, ce qui rend l'opération un peu pénible.

Quoiqu'il en soit il ne faut pas s'acharner à vouloir tout enlever; on risquerait ainsi de causer des dégâts, particulièrement lorsque les annexes tiennent en haut ou en arrière du côté de l'intestin. On se bornera donc à écraser le restant de la masse annexielle, qui ne manquera pas de se sphacéler et de s'éliminer avec les pansements ultérieurs. Une fois le morcellement et le broiement effectués l'opération est terminée, il ne s'agit plus que de lui appliquer le pansement spécial de Laroyenne.

Dans la clinique gynécologique de la Charité on ne fait pas habituellement de lavages dans le cul-de-sac péritonéal, on se contente seulement de laver le vagin. Les raisons de cette pratique sont trop connues par les publications de M. le professeur Laroyenne et de son élève Gouilloud pour que nous ayons besoin d'y revenir.

D'autre part on a pu remarquer, dans l'exposé de l'opération, qu'aucune pince hémostatique n'est laissée sur place. C'est que les organes qu'on a traités par la tripsie saignent habituellement très peu et d'autre part on a à sa disposition un moyen héroïque pour arrêter soit le suintement des surfaces cruentées, soit la légère hémorrhagie qui se produit au niveau de la brèche vaginale. Ce moyen consiste dans l'introduction dans la brèche d'une éponge à mailles fines entourée de gaze iodoformée. Cette éponge doit être placée à cheval de manière à ce qu'une de ses moitiés occupe le cul-de-sac de Douglas tandis que l'autre se trouve dans le vagin. Nous n'avons jamais vu se produire la moindre hémorrhagie par ce procédé.

L'éponge est laissée en place pendant quarante-huit heures puis on la retire pour la remplacer par une grosse mèche de gaze iodoformée. On maintient de cette façon l'orifice béant, ce qui est indispensable au point de vue des résultats ultérieurs. La nécessité de maintenir pendant longtemps le drainage s'explique du reste très bien par tout ce que nous avons dit précédemment sur le mécanisme de la guérison par salpingotripsie. On changera donc la mèche tous les quatre ou cinq jours au moins pendant un mois. Si l'orifice tend à s'oblitérer de bonne heure il ne faut pas hésiter soit à le dilater avec des bougies d'Hégar soit à le débrider avec le métrotome de M. Laroyenne. Pour éviter ces inconvénients il nous semble préférable d'employer une dizaine de jours après l'opération, au moment où la brèche vaginale tend à revenir sur elle-même, le drain double à pavillon de M. Vincent. On évitera également de cette façon aux malades l'ennui des changements d'une mèche qui ne tient pas toujours et qu'elles perdent encore assez souvent quand elles ont quitté le lit.

Quoi qu'il en soit, nous tenons à le répéter, un bon drainage suivi est une condition indispensable pour la guérison.

Comme on a pu le voir par l'exposé précédent du manuel opératoire de la salpingotripsie, M. Condamin a toujours recours dans son procédé à la colpotomie postérieure faite suivant la méthode de Laroyenne. On sait d'autre part que le coeliotomie vaginale antérieure est très en vogue depuis quelques années en Allemagne où elle est patronnée par de grands gynécologistes tel que Dührssen, A. Martin, Mackenrodt. On pourrait donc songer dans certains cas déterminés, lorsque par exemple les lésions sont situées haut, à suivre cette voie. C'est ce qui paraît avoir été fait en France par M. Vautrin, de Nancy, qui dans sa communication sur les pelvi-péritonites séreuses, au dernier Congrès de chirurgie, nous apprend qu'il a pratiqué quinze fois l'élytrotomie antérieure pour des cas différents sans accident opératoire.

IV

ACCIDENTS OPÉRATOIRES ET MORTALITÉ

Si l'on considère d'une part que la salpingotripsie a pour but d'attaquer surtout les organes chroniquement enflammés autour desquels la péri-annexite a eu le temps nécessaire de développer des adhérences qui ont intercepté toute communication avec la grande cavité abdominale, et si on réfléchit d'autre part que le péritoine pelvien oppose aux inoculations une résistance infiniment supérieure à celle du péritoine abdominal proprement dit, on comprendra aisément que *les accidents infectieux* soient rares.

Et en effet nous n'avons pour ainsi dire jamais observé ni péritonite ni septicémie consécutive de la salpingotripsie. Si la température s'élève quelquefois après l'intervention, elle ne tarde pas à devenir normale et les suites sont toujours très simples. Nous relatons cependant dans une de nos observations un cas de mort survenue dans des conditions spéciales, il s'agissait en effet d'une malade atteinte d'hématosalpinx, qui à la suite de l'intervention mourut de péritonite.

L'hémorrhagie est un accident possible. mais évitable par le pansement de M. Laroyenne. D'ailleurs cette hémorrhagie ne tient presque jamais à la salpingotripsie elle-même, c'est la brèche vaginale qui saigne. En effet il résulte des recherches récentes de Raymond sur les modifications histologiques de chacun des tissus normaux dans la salpingo-ovarite que dans les cas chroniques, justiciables de la salpingotripsie, les vaisseaux de ces organes sont ordinairement atteintes d'endartérites et d'oblitérations vasculaires. Ce qui fait que la surface cruentée ne saigne que très peu.

Quoi qu'il en soit si une hémorrhagie survenait après l'intervention on n'aurait qu'à ajouter une seconde éponge au niveau de la brèche vaginale pour parer à cet accident.

Reste maintenant à étudier une autre catégorie d'accidents possibles; nous voulons parler *des fistules intestino-vaginales ou vaginales simples* consécutives à l'intervention. En décrivant le manuel opératoire nous avons déjà insisté sur le danger qu'il y avait à s'acharner à tout enlever par morcellement après le broiement des annexes. Par des manœuvres intempestives on a pu produire quelquefois des fistules intestinales.

Dans d'autres cas l'ouverture de l'intestin était antérieure à l'opération, comme dans un cas de salpingite tuberculeuse communiquant avec le rectum, que nous signalerons plus loin.

Quelle qu'en soit la cause, ces fistules stercorales guérissent habituellement assez rapidement et il n'y a pas lieu de s'en effrayer. Ordinairement, au bout d'un ou deux mois, tout rentre dans l'ordre et la malade guérit. Plus rarement on a vu de ces fistules durer beaucoup plus longtemps, mais sans jamais dépasser un an.

Quant aux *fistules vaginales* qui persisteraient longtemps après la colpo-cœliotomie elles sont exceptionnelles, tant la tendance à l'occlusion de la brèche vaginale est accentuée. Nous avons signalé déjà ce fait, qui empêchant un drainage prolongé, amène souvent le chirurgien à pratiquer un nouveau débridement ou tout au moins une dilatation de l'orifice.

« D'après ces données on pourrait *a priori* conclure que *la mortalité* de la salpingo-ovariotripsie devait être presque nulle. Il en est ainsi en réalité et notre statistique, portant sur plus de soixante cas, n'accuse qu'une seule mort.

V

RÉSULTATS DE LA SALPINGOTRIPSIE

1° *Résultats immédiats.* — En règle générale à la suite de l'intervention il y a un amendement de tous les symptômes, la malade accuse un soulagement immédiat. La douleur s'est apaisée considérablement. La température plus ou moins élevée suivant les cas avant l'intervention baisse dès le premier jour de l'opération, mais elle revient habituellement à la normale lorsque l'éponge est enlevée et remplacée par des mèches de gaze iodoformée. Ceci doit tenir à ce fait que l'éponge, excellent hémostatique, amène une certaine rétention des liquides.

La réaction péritonéale est habituellement insignifiante. L'état général s'améliore graduellement. Au bout de deux à trois semaines les malades commencent à se lever du lit, un mois après l'opération elles sont en état de quitter le service, tout en gardant leur mèche. Elles reviennent ensuite toutes les semaines pour se faire panser; puis, au bout de deux ou trois mois, quand l'orifice est fermé, on les perd de vue, sauf celles qu'une raison ou une autre, habituellement la persistance des phénomènes douloureux, ramène dans le service. Nous avouons qu'à notre étonnement, nous n'avons pas eu l'occasion d'en voir beaucoup de ces dernières.

2° *Résultats éloignés.* — Pendant la préparation de ce travail nous avons fait une enquête pour connaître les résultats des salpingotripsies faites par M. Condamin depuis 1894. Malheureusement nous n'avons pu retrouver qu'un très petit nombre de malades, de sorte que nous sommes insuffisamment renseigné sur ce sujet capital. Nous aurions voulu surtout comparer entre elles d'un côté des malades traitées par salpingotripsie, et de l'autre des malades ayant subi soit le seul débridement large, soit la salpingotomie simple ou double. Malheureusement le temps nous a manqué et du reste notre ami Decot prépare à ce sujet un travail qui ne tardera pas à paraître.

Quoi qu'il en soit les quelques recherches que nous avons faites relativement à cette question nous ont montré combien elle est complexe au fond. Il est excessivement difficile de se guider au milieu d'un chaos de résultats tellement disparates qu'on peut dire qu'il n'y a pas deux malades qui se comportent de la même façon après l'intervention. Et ceci n'est pas seulement vrai pour les opérations conservatrices vaginales, même incertitude règne encore pour les autres méthodes. Les malades qui continuent à souffrir après une ablation bilatérale des annexes par la voie abdominale ne sont pas rares, on n'a qu'à lire les meilleures statistiques publiées à ce sujet par les laparotomistes pour être convaincu de ce fait. « Le point sombre de tous les traitements des salpingo-ovarites, dit Delbet, c'est qu'il y a des cas où les douleurs subsistent après l'opération ; ces cas sont rares, il est même exceptionnel que les douleurs qui persistent soient vives, mais enfin il y a des malades qui continuent à sentir « leur ventre » après l'opération et c'est trop. A quoi sont dues ces douleurs? A l'utérus, disent les partisans de de l'hystérectomie. C'est facile à dire mais pas à démontrer, l'utérus n'est pas un organe qui soit pathologiquement très sensible. Nous voyons à chaque instant des malades atteintes d'horribles métrites, qui ne se plaignent que de pertes et qui ne souffrent pas tant que l'utérus malade est en bonne position et que les annexes sont indemnes. D'ailleurs on voit aussi des malades qui continuent à souffrir après l'ablation de l'utérus. »

Si des méthodes aussi radicales ne donnent pas des résultats uniformes, on conçoit qu'il y ait beaucoup plus d'imprévu avec des opérations conservatrices. Et cependant combien de fois n'ont-elles pas donné des résultats merveilleux. On n'a qu'à lire la série des travaux du professeur Laroyenne et de ses élèves pour voir comment une simple cœliotomie large peut suffire pour guérir radicalement une malade.

Dans un travail très documenté d'un élève de Pozzi, M. Martin, sur les résultats éloignés des salpingectomies nous avons trouvé deux observations qui quoique pratiquées par la voie abdominale se rapprochent beaucoup de nos cas de salpingotripsie. « Chez la malade de l'observation XV, dont les annexes ont été enlevées par dilacération et difficilement pédiculisées, on a dû laisser un lambeau d'ovaire pris dans la ligature, et se contenter de cautériser fortement au thermo-cautère. Pourtant cette femme n'a nullement souffert depuis cette époque, elle n'éprouve même aucune douleur pendant la durée des hémorrhagies régulières qu'elle a conservées. Nous l'avons revue le 31 août 1893 (vingt-sept mois après l'opération). »

« Il en est de même pour la femme de l'observation XVIII revue en août 1893 (treize mois après avoir été opérée). Les annexes étaient tellement adhérentes qu'une partie du pavillon de la trompe droite est restée attachée aux parois pelviennes. A part quelques douleurs légères, ressenties pendant plusieurs semaines et qui ont cessé au mois de septembre 1893, elle n'a nullement souffert. »

Voilà donc deux ablations incomplètes, comme celles de nos salpingotripsies, qui guérissent très bien et dont la guérison persiste depuis un ou deux ans.

Mais voilà plus loin une observation qui contraste étrangement avec les deux précédentes, car c'est une opération radicale qui est en cause. « Femme atteinte de salpingite suppurée gauche et de salpingite parenchymateuse droite. Picqué lui fait une première laparotomie, mais se trouve aux prises avec de telles difficultés qu'il n'enlève les annexes que d'un côté. Pozzi fait comme seconde opération l'hystérectomie. Cela-même n'améliore pas la malade et il faut dans une troisième intervention revenir au premier moyen de guérison. Pozzi dans une laparotomie particulièrement délicate enlève les annexes qui sont restées d'un côté et entretenaient les douleurs et une fistule abdominale. La malade guérit. »

Si nous avons tant insisté sur ces faits c'est pour

montrer combien cette question des résultats éloignés des opérations portant sur les annexes est encore très loin d'être résolue, aussi voyons-nous les auteurs accuser tour à tour soit le nervosisme des malades, soit l'infection d'un fil, soit la persistance de l'inflammation au niveau de l'extrémité interne de la trompe, etc.

Mais revenons à notre salpingotripsie. M. Vautrin, de Nancy, qui l'a pratiquée à plusieurs reprises, a bien voulu nous communiquer ses réflexions sur cette opération et sur ses résultats éloignés, aussi sommes-nous très heureux de pouvoir publier ici cette communication.

« Aux onze cas mentionnés dans mon travail sur les collections séreuses pelviennes je ne puis en ajouter qu'un nouveau. Toutes ces interventions ont été couronnées de succès en ce sens que la guérison s'est accomplie dans les quatre semaines et qu'elle ne s'est jamais démentie chez six malades qui m'ont donné des nouvelles ultérieures de leur santé. Les autres ont été perdues de vue.

« Dans cinq de ces cas j'ai dû, à cause de l'élévation de la poche annexielle, renoncer à l'énucléation après l'incision vaginale et enlever les tissus malades après ouverture de la collection purulente par arrachement, écrasement, torsion, etc. Dans deux de ces cinq cas les annexes du côté opposé avaient pu être énucléées, dans les trois autres elles étaient saines.

« Six fois j'ai pu enlever partiellement, seulement par salpingotripsie des poches volumineuses adhérentes aux anses intestinales, impossibles à abaisser ; m'exposant à blesser les organes voisins, j'ai préféré laisser des débris de poche plutôt que de léser l'intestin. Ces cas ont guéri sans fistule, sans accident, après une période de temps variant entre quatre et huit semaines.

« Une fois j'ai enlevé deux salpingites énormes par le vagin, après avoir énucléé leurs parties inférieures, j'ai terminé par salpingotripsie, ce qui s'est fait rapidement et sans aucune hémorrhagie.

« Sur ces douze salpingotripsies partielles ou totales, j'ai laissé cinq fois seulement des pinces en place sur les pédicules ; dans les autres cas cette précaution a été inutile, la perte de sang étant très minime. Une fois j'ai dû faire un tamponnement pelvien deux heures après l'opération pour une hémorrhagie secondaire qui fut ainsi conjurée.

« En général après cette opération, la fièvre est nulle, les douleurs négligeables, la réaction péritonéale insignifiante. Les pansements ultérieurs sont faciles et simples. Lorsque la cavité du pelvis est vaste, je laisse un drain à demeure pendant deux semaines. Toujours je tamponne après l'intervention avec des languettes de gaze stérile, qui restent deux jours en place, à partir de ce moment on fait trois fois par jour des irrigations antiseptiques.

« Les résultats éloignés sont favorables. L'induration du cul-de-sac postérieur s'amollit après quelques mois. Je n'ai jamais vu la statique utérine être modifiée par cette intervention. Une de mes opérées de suppuration annexielle droite est devenue enceinte et est accouchée à terme.

« Les salpingotripsies partielles n'ont pas donné lieu à des rechutes, ni à des douleurs nouvelles. »

Notre expérience personnelle ne nous a pas permis, nous le répétons, de nous faire une idée juste sur la valeur des résultats éloignés de la salpingotripsie. Cependant nous tenons à faire remarquer que l'examen des quelques malades que nous avons pu revoir et dont l'opération remontait de six mois à deux ans, nous a laissé une impression favorable. Chez le n° 8 on a été obligé d'intervenir trois fois, une première fois pour faire l'ablation unilatérale des annexes; une seconne fois pour une salpingotripsie, et une troisième fois pour l'évacuation d'un kyste hématique. Elle est sortie guérie du service. Le n° 1 et le n° 6 se portent très bien, le résultat de l'opération a été parfait au bout de deux ans. Enfin, nous avons une série de malades qui ont été revues de trois mois à six mois après l'opération et qui se considéraient généralement comme contentes de leur opération. Les douleurs quand elles existaient étaient supportables. Les métrorrhagies sont également favorablement influencées par l'opération, les règles se régularisent et comme durée et comme quantité. Par le toucher on constate le plus souvent la souplesse du cul-de-sac du côté opéré. Cette souplesse nous prouve que les restes des organes attaqués se sont atrophiés ou résorbés sur place.

Quant à la statique utérine en général elle n'est pas modifiée; toutes les fois qu'on trouve cet organe en rétroversion, c'est qu'il y avait au moment de l'intervention de la paramétrite postérieure, et le vice de position datait en réalité de cette époque.

OBSERVATIONS

Observation I

Ponction et débridement. — Ablation de la trompe droite volumineuse et tortueuse par morcellement et salpingotripsie (Fochier)

Mme D..., opérée en ville, par M. le professeur Fochier, assisté de M. Condamin.

Salpingite datant de plus d'une année ayant nécessité un repos au lit de plusieurs mois. Fièvre à peu près continue ; on se décide à une intervention.

Été 1894. — Ponction puis débridement sans que rien ne s'écoule malgré la présence d'une masse volumineuse. Avec le doigt on pratique la décortication partielle, avec la pince l'ablation totale par morcellement et salpingotripsie. Suites très simples.

Mai 1896. — La malade va très bien et a repris sa vie habituelle, c'est à peine s'il persiste un peu d'induration au niveau de la ponction.

Observation II

Salpingo-ovarite enkystée. — Annexes très adhérentes et scléreuses. — Salpingo-ovariotripsie (Condamin).

M. M..., âgée de vingt-sept ans, entrée à la Charité le 20 avril 1894.

Il y a quatre ans la malade, bien portante jusqu'alors, éprouva des douleurs assez vives dans le bas-ventre.

Elle entra à l'hôpital de Montbrison, où elle se trouvait alors. Traitement par les révulsifs, amélioration sérieuse sous l'influence de ce traitement et du repos ; mais depuis cette époque la malade a conservé des pertes blanches abondantes.

Il s'écoule une assez grande quantité d'un liquide séreux, citrin. Le doigt, introduit dans la cavité, rencontre dans le Douglas des masses bosselées, très dures, adhérentes soit aux parties latérales de la poche, soit à sa partie postérieure. Elles sont surtout très marquées à gauche. Après quelques tentatives infructueuses de décollement, M. Condamin se décide à faire le morcellement de ces annexes. Contrairement à ce qu'on observe habituellement, elles sont entièrement dures, scléreuses. Avec la pince à larges mors, on ramène par fragments la grande majorité des masses tubo-ovariques enkystées.

La totalité de ce qui put ainsi être enlevé par la salpingo-ovariotripsie peut être évaluée au volume d'un poing.

La poche débarrassée de quelques fragments par un lavage à l'eau bouillie est tamponnée ainsi que l'orifice du trajet vaginal avec une éponge imbibée de pétro-vaseline iodoformée.

25 avril. — La malade ne souffre presque plus, la température de 40° est tombée à 38°3.

28 avril. — L'amélioration persiste. Plus de douleurs. Température normale.

3 mai. — On sort l'éponge qui est remplacée par une mèche de gaz iodoformée.

10 mai. — La malade ne souffre plus du bas-ventre. Les culs-de-sac sont souples. A peine un peu d'induration autour du point où la ponction a été pratiquée.

Les règles n'ont pas été douloureuses.

Il y a trois semaines, brusquement, quelques jours après ses règles, la malade a été prise de douleurs vives dans le bas-ventre, avec fièvre et nausées. Elle a pu continuer son travail jusqu'à il y a environ quatre jours où, les douleurs devenant plus vives, elle a dû s'aliter.

A son entrée on trouve un mauvais état général. Au toucher on constate une volumineuse collection dans le cul-de-sac de Douglas. Celle-ci s'insinue assez loin entre le vagin et le rectum.

Le toucher est très douloureux.

25 avril. — Anesthésie. Ponction et débridement large suivant la méthode de Laroyenne.

Observation III

Rétroversion adhérente. — Collection dans le cul-de-sac de Douglas. — Ponction avec débridement. — Salpingotripsie droite

B. B..., trente-sept ans et demi, entre salle Sainte-Marie, le 28 novembre 1893.

Deux accouchements, suites normales. Pas de fausses couches.

Menstruation régulière, peu abondante. Quelques pertes blanches.

Depuis un mois la malade souffre dans le ventre; douleurs s'irradiant dans la cuisse droite et dans l'épaule droite. Auparavant elle allait très bien, travaillait beaucoup. La douleur est survenue brusquement.

Au toucher bimanuel le corps de l'utérus est en arrière, on sent une masse douloureuse dans le cul-de-sac postérieur et latéral droit.

Opération le 2 décembre 1893.

Ponction et débridement du cul-de-sac postérieur. Il sort un demi-litre de pus concret. Ce pus n'est pas contenu dans une seule poche, on en trouve plusieurs qu'on ouvre successivement aussi bien à droite qu'à gauche.

En avant et adhérente au plafond de la poche, on trouve la trompe droite très adhérente à la cavité. On l'enlève en partie par morcellement.

10 janvier. — La malade part, va très bien. Elle n'a pas de mèche.

Observations IV

Pelvipéritonite séreuse. — Salpingite tuberculeuse à gauche. — Ponction — Débridement. — Salpingotripsie

M. J... vingt-sept ans, entre à la Charité le 8 avril 1897.

Pas d'accouchements, pas de fausses couches.

Péritonite (tuberculeuse plastique ?) il y a dix ans. A la suite signes d'obstruction intestinale et de typhlite à différentes reprises.

Il y a trois ans la malade fut examinée par un médecin qui lui a déclaré qu'elle avait une salpingite double. Depuis quelque temps la malade a remarqué qu'il y avait du pus dans ses matières.

Sa menstruation est très irrégulière ; elle a tantôt des pertes fréquentes, d'autres fois absence de règles pendant deux ou trois mois.

Pertes leucorrhéiques très abondantes. Douleurs pelviennes surtout à gauche.

Depuis un an difficulté de la miction, sensation de brûlure. Constipation.

État général médiocre. Fièvre vespérale, expectoration, sommets légèrement touchés.

Au toucher on trouve le corps utérin en antéversion. Dans le cul-de-sac postérieur et latéral gauche on sent une tuméfaction très douloureuse à la pression.

Intervention le 10 avril 1897.

Ponction ; il s'écoule une assez grande quantité de liquide séreux. Débridement. Ouverture d'une seconde poche située à gauche. C'est un salpinx tuberculeux qui communique avec le rectum, on l'enlève en partie par salpingotripsie.

Le 12 avril 1897. — Les matières passent par le vagin, on enlève l'éponge.

Le 25 avril. — La malade va mieux. La fistule tend à se fermer, il ne passe plus que très peu de matières par le vagin.

Observation V

Salpingite double. — Ponction. — Débridement. — Salpingotripsie

P. M..., âgée de trente-trois ans, entre à la Charité le 12 mars 1895.

Deux accouchements, pas de fausse couche. Après sa dernière couche, phlegmon péri-utérin qui s'est ouvert tout seul ; la malade a perdu du pus par le vagin.

Les règles, ordinairement assez régulières, peu abondantes, ont reparu quatre mois après la dernière couche. A cette époque la malade a eu une perte très abondante qui a duré douze jours. Le sang était noir, mélangé de gros caillots flottant au milieu d'un liquide plus clair. Bientôt, le 23 février, nouvelle métrorrhagie.

Douleurs très vives dans les reins et du côté de l'hypogastre surtout à gauche.

Constipation, appétit mauvais, digestion pénible.

Hystérométrie = 10. Col déchiré transversalement. On sent dans le cul-de-sac gauche une tumeur résistante et douloureuse à la pression, à droite grosse annexe.

15 mars 1895. — Ponction et débridement. Salpingotripsie gauche.

12 avril. — La malade s'en va satisfaite.

Observation VI

Pyosalpinx. — Ponction. — Débridement. — Salpingotripsie gauche

F. G..., trente ans, entre à la Charité, salle Sainte-Thérèse, le 4 avril 1896.

Pas de fausse couche. Deux accouchements.

Menstruation régulière, mais douloureuse, peu abondante.

Il y a deux mois que la malade a commencé à souffrir. Douleurs vives survenant sous forme de coliques s'irradiant dans les reins, quelquefois aussi dans les cuisses, calmées par le repos.

A gauche tumeur de la grosseur d'une mandarine, empiétant en arrière.

7 avril. — Ponction et débridement du cul-de-sac postérieur. Il s'écoule quelques gouttes de pus. Ablation par morcellement de la trompe gauche.

Cette trompe est dilatée, de la grosseur de deux doigts, c'est elle qu'on a ponctionnée.

16 avril. — La malade sort, elle ne souffre plus.

15 juin 1897. — La malade est revue elle se porte très bien. Règles régulières. Cul-de-sac souple.

Observation VII

Collection dans le Douglas. — Ponction. — Débridement. — Salpingotripsie à droite.

D.., V..., dix-sept ans, entrée salle Sainte-Marie le 15 avril 1895.

Réglée à treize ans, aucune douleur jusqu'à quinze ans. Depuis cette époque chaque menstruation s'accompagnait de douleurs plus ou moins vives dans l'abdomen. Au mois d'octobre 1894, pendant ses règles, elle fit une chute de bicyclette et depuis elle a souffert à peu près continuellement du côté gauche.

Actuellement le malade présente des douleurs violentes qui l'obligent à marcher courbée en deux.

Dans la poche de Douglas tumeur dure, douloureuse à la pression, proéminant dans le cul-de-sac.

Par le palper abdominal combiné au toucher vaginal on sent à gauche une grosse masse douloureuse.

Le 16 avril 1895. — Ablation des annexes droites par morcellement.

La malade revient le 13 mai 1895, elle va bien du côté de son appareil génital, mais elle se plaint d'avoir toujours la digestion pénible.

Persistance des règles.

28 mai 95. — La malade souffre encore par moments surtout après une marche un peu prolongée; on sent encore un peu d'induration au niveau de la plaie opératoire.

4 juin 95. — La malade va très bien, souffre beaucoup moins de ses règles, même presque plus, elle marche sans souffrances.

Observation VIII

Salpingite double. Entrée dans le service à quatre reprises différentes et traitée successivement par les révulsifs pendant cinq semaines, la salpingectomie gauche, la salpingotripsie droite, le débridement large.

C. F..., dix-neuf ans et demi, entrée à Sainte-Thérèse le 19 *février* 1897.

Pas de maladies antérieures. Pas de fausses couches. Pas d'accouchement.

Menstruation à peu près régulière.

Écoulement leucorrhéique.

Douleurs pelviennes, surtout à gauche, irradiées dans les reins.

Utérus un peu gros, douloureux à la pression.

On sent à gauche une trompe volumineuse accolée à l'utérus.

Les annexes droites sont très douloureuses à la pression.

20 février 95. — Intervention.

Colpo-cœliotomie postérieure. Ablation d'une trompe adhérente et d'un morceau d'ovaire adjacent à gauche.

Étant donné l'âge de la malade, quoique les annexes droites soient plus volumineuses que normalement, on les conserve.

6 mars 1897. — La malade présente des phénomènes fébriles depuis le 3 mars. Sa température oscille entre 39° et 40°. Elle se plaint de douleurs abdominales très violentes. On constate une tuméfaction très douloureuse à droite. On ordonne : repos, vessie de glace, topique.

11 mars 97. — La température baisse. Les douleurs ont diminué sous l'influence du topique.

15 mars 97. — La malade souffre beaucoup depuis hier de son côté droit. Au toucher, on sent de ce côté une masse tuméfiée volumineuse. On intervient de nouveau et on enlève par morcellement une partie de la trompe droite.

15 mai 97. — Ouverture d'une poche hématique à droite. On n'enlève rien.

10 juin 97. — La malade va bien, elle ne souffre plus de son ventre.

État général excellent.

Observation IX

Collection dans le cul-de-sac de Douglas. — Ponction. — Débridement. Salpingotripsie.

V. M..., trente-neuf ans, entrée à la Charité, salle Sainte-Thérèse, le 16 février 1895.

Trois accouchements, pas de fausses couches. Menstruation régulière.

Début de la maladie actuelle le 13 janvier. A ce moment la malade a commencé à souffrir du ventre du côté droit et dans les reins.

En même temps leucorrhée abondante, miction très fréquente.

On voit dans le cul-de-sac postérieur un empâtement très douloureux.

Opération le 18 février 1893.

Ponction et débridement. Il s'écoule un liquide trouble. Puis on sent une masse qu'on cherche à décortiquer. On reconnaît la trompe gauche volumineuse et tortueuse. Il est impossible de l'attirer pour en faire l'ablation. On fait la salpingotripsie.

Quelques jours après la malade présente une petite fistule recto-vaginale par où passe une certaine quantité de matières.

18 mars 93. — La fistule vagino-intestinale s'est fermée. Depuis plusieurs jours la malade n'a rien perdu, elle quitte le service.

21 mars 93. — La malade a marché sans souffrir ; on ne sent rien d'anormal au toucher.

Observation X

Pyosalpinx double. — Ponction et débridement. — Ablation complète de la trompe droite. — Salpingotripsie à gauche.

M. A..., âgée de trente-deux ans, entre à la salle Sainte-Marie le 2 avril 1893.

Deux accouchements, pas de fausses couches.

Début de l'affection actuelle il y a trois semaines. A ce moment la malade fut prise de coliques violentes et elle a expulsé des caillots noirâtres.

Depuis cette époque douleurs très violentes hypogastriques et lombaires. Au toucher annexes volumineuses, douloureuses empâtement dans le cul-de-sac de Douglas.

Opération le 12 avril 1893. Ponction et débridement. Ablation de la trompe droite tout entière sans pince. Salpingotripsie à gauche.

8 mai 1893. — L'orifice est encore assez grand. On ne trouve plus d'induration, la pression n'est pas douloureuse.

20 juin 1893. — La malade va bien, elle ne souffre plus.

Observation XI

Salpingite double. — Salpingo-ovariotripsie à gauche. — Salpingectomie à droite.

M. M..., vingt-quatre ans, entrée salle Sainte-Marie le 13 juin 1893.

Pas d'accouchements, pas de fausses couches.

Du 23 août 1891 au 26 janvier 1893 la malade est restée aux Chazeaux pour une blennorrhagie aiguë qui fut suivie de rhumatisme spécifique aux genoux et aux poignets.

Depuis cette époque la malade a toujours souffert dans le bas-ventre et du côté gauche, surtout au moment des règles. Depuis un mois et demi les douleurs ont augmenté et empêchaient la malade de marcher longtemps : séjour au lit depuis huit jours.

La menstruation est irrégulière ; quelques pertes blanches.

Au toucher on sent les annexes augmentées de volume et douloureuses des deux côtés.

1er juillet. — Ouverture du cul-de-sac postérieur avec les ciseaux. A gauche, ablation par morcellement de la trompe et de l'ovaire.

A droite ablation de la trompe.

27 juillet. — La malade sort bien portante. Légères douleurs du côté droit.

Observation XII

Salpingite suppurée gauche. — Salpingotripsie gauche.

J. V..., trente-huit ans et demi, entre à la Charité le 13 avril 1897.

Quatre accouchements. Une collection à gauche il y a huit

ans traitée dans le service (ponction, débridement). Depuis douleurs pelviennes par crises.

Menstruation régulière. Dernières règles le 27 mars ; elles ont duré huit jours. Pertes blanches.

Depuis huit ans, douleurs abdominales fréquentes revêtant l'aspect de coliques néphrétiques.

Depuis huit jours, douleurs pelviennes très violentes.

Constipation, rien à signaler du côté de la miction.

Au toucher on trouve le corps en rétroversion. On sent une masse douloureuse dans le cul-de-sac gauche.

14 avril 1897. — Ponction. Issue de pus contenu dans la trompe gauche. Ablation de cette trompe par morcellement.

15 mai 1897. — La malade ne souffre plus. Elle a un peu mal aux reins. État général bon.

Observation XIII

Hématocèle. — Ponction. — Salpingotripsie droite

Ch. Cl..., trente-un ans, entrée le 17 février 1897.

La malade a eu deux enfants, une fausse couche il y a neuf mois, suivie de métrite hémorrhagique. On lui a fait un curetage dans le service à cette époque.

Disparition des règles depuis le mois de décembre. Il y a trois semaines au moment où elle attendait ses règles, la malade a été prise subitement de douleurs abdominales très violentes qui ont duré trois ou quatre heures. Cinq ou six jours après, réapparition des douleurs. Cette dernière semaine douleurs continues.

Un peu de diarrhée. Inappétence. Miction normale.

Au toucher on sent de l'empâtement dans le cul-de-sac postérieur.

18 février. — Ponction, débridement. Il s'écoule une certaine quantité de liquide sanguinolent, on enlève par morcellement la trompe droite qui vient facilement. Elle est remplie de caillots et présente une odeur de placenta. Il s'agit probablement d'une grossesse extra-utérine.

27 février. — Dès les premiers jours qui suivent l'opération vomissements, température. La malade meurt. A l'autopsie on trouve une péritonite généralisée purulente.

Observation XIV

Annexite double. — Salpingotripsie à droite, oophorectomie à gauche

C. F..., âgée de vingt-un ans, entrée salle Sainte-Thérèse le 2 février 1897. Une fausse couche il y a trois semaines.

Avant l'affection actuelle menstruation régulière. Pertes blanches depuis un an.

Depuis la fausse couche pertes hémorrhagiques peu abondantes, mais persistantes, pertes leucorrhéiques abondantes. Douleurs pelviennes surtout à gauche, constipation, inappétence, miction douloureuse.

Au toucher, corps en antéversion légère, col en arrière. Dans le cul-de-sac gauche annexe grosse et très douloureuse. Un peu d'empâtement à droite.

Intervention le 5 février 1897. Colpo-cœliotomie postérieure. On tombe sur la trompe droite purulente et tortueuse qu'on enlève par morcellement, à gauche on fait l'ablation d'un ovaire kystique.

La malade est revue le 13 avril, elle va très bien, elle ne se plaint ni de son bas-ventre ni de ses reins. Au toucher, le cul-de-sac droit est libre et souple, à gauche on sent une petite tumeur à peine douloureuse à une forte pression.

Observation XV

Salpingite tuberculeuse double. — Ovariotomie double par la voie vaginale. — Salpingectomie vaginale à droite, salpingotripsie à gauche

B. V..., vingt-huit ans, demeurant à Lyon, entre à la Charité, salle Sainte-Marie, n° 11, le 9 mars 1893.

Malade ayant eu plusieurs poussées tuberculeuses, du côté de la plèvre et du poumon.

Masses périutérines diagnostiquées tuberculeuses.

14 mars 1893. — Ponction et débridement. On tombe dans des masses agglutinées nettement tuberculeuses dont on fait l'ablation par la voie vaginale.

On enlève d'abord, après les avoir pédiculisés, les deux ovaires parsemés de granulations tuberculeuses.

La trompe droite est enlevée en totalité, la gauche est morcelée. On maintient l'orifice vaginal béant par la gaze iodoformée.

28 mars. — La malade rentre chez elle, pour soigner son état général. L'état local est satisfaisant. On ne sent plus rien dans les culs-de-sac.

Observation XVI

Collection dans le Douglas. — Ponction. — Débridement. Salpingotripsie droite.

M..., vingt-cinq ans, entrée le 10 avril 1896, sortie le 16 mai 1896.

Trois accouchements, le dernier il y a six mois, pas de fausses couches. Réglée à treize ans et demi; menstruation régulière, un peu douloureuse, très abondante; pas de pertes blanches.

Il y a six mois, après sa dernière couche, la malade a commencé à souffrir du côté droit. Douleurs survenant par accès surtout le soir, s'irradiant dans les reins.

Au toucher empâtement douloureux dans le cul-de-sac postérieur.

13 Avril. — M. Condamin ponctionne le cul-de-sac postérieur, il ne sort pas de pus, mais un peu de sang, on sent dans la cavité ainsi ouverte, une masse dure, qui est la trompe droite assez volumineuse; morcellement de cette trompe; M. Condamin sort plusieurs morceaux friables. Tamponnement avec une éponge.

1er Mai. — Mèches. Rien d'anormal.

5 Mai. — Nouvelle mèche.

13 Mai. — La malade va bien, demande à sortir. Encore une mèche, le trajet est presque comblé.

Observation XVII

Salpingite droite. — Ponction. — Débridement. — Salpingotripsie droite.

R..., S..., âgée de vingt-sept ans, entrée à la salle Sainte-Thérèse le 12 janvier 1897, sortie.

Soignée à l'Hôtel-Dieu pour arrêt des règles.

Elle souffre dans le bas-ventre depuis trois mois, ses dernières règles survenues le 8 Décembre ont duré dix jours; leucorrhée.

Douleurs dans le ventre surtout le soir.

Examen rendu difficile par la contracture de l'abdomen, délimitation de l'utérus difficile. On sent des masses dures assez douloureuses sans forme bien déterminée, occupant soit le Douglas, soit le cul-de-sac droit. Le cul-de-sac gauche est relativement souple.

13 Janvier 1897. — Ponction et débridement; on tombe sur une poche séreuse. Salpingotripsie droite pour une trompe purulente. Au-dessus de cette poche purulente on trouve une seconde poche séreuse.

20 Février. — La malade ne souffre plus du ventre. Légère pesanteur aux reins. Règles non douloureuses, normales.

Observation XVIII

Collection dans le cul-de-sac de Douglas. — Ponction. — Débridement. — Salpingotripsie.

B..., 34 ans, demeurant à Lyon, entrée salle Sainte-Marie, n° 3 le 30 avril 1893, sortie le 7 mai 1893.

Ponction et débridement d'une collection à gauche il y a six ans. La malade, qui avait eu quatre enfants et une fausse couche avant la ponction, en a eu deux depuis. A la suite de son opération la malade alla bien jusqu'à il y a trois mois; à ce moment la menstruation fut un peu douloureuse pendant deux ou trois jours. A l'époque suivante les douleurs persistèrent pendant quinze jours. Douleurs aux reins et à l'hypogastre.

Au toucher, tumeur rénitente occupant le Douglas et tout le cul-de-sac gauche, très douloureuse à la pression.

1er mai 1893. — Ponction et débridement. Il ne s'écoule pas de pus, mais on trouve une trompe volumineuse à paroi épaisse qu'on enlève par morcellement.

17 mai. — La malade s'en va contente, sans souffrance. Elle a toujours sa mèche.

Observation XIX

Collection dans le Douglas. — Ablation directe de la trompe gauche. — Salpingotripsie de la trompe droite (Condamin).

A..., Marie, quarante et un an, demeurant à Lyon, entrée le 10 novembre 1894, salle Sainte-Marie, n° 2, sortie le 7 décembre 1894.

Réglée à quinze ans toujours régulièrement, a eu dix grossesses, dont trois fausses couches au septième et huitième mois.

L'affection actuelle date de la dernière couche. Depuis cette époque leucorrhée ; douleurs sourdes dans le ventre.

Depuis trois semaines, les douleurs ont augmenté et nécessité le repos au lit ; hémorrhagie abondante, puis ictère avec vomissements.

Au toucher on sent dans le cul-de-sac de Douglas, une masse qui se prolonge très loin dans la fosse iliaque droite jusque sous l'arcade de Fallope.

16 novembre — Ponction et débridement, pus très épais, l'index introduit dans la plaie crève plusieurs poches successives. Ablation de la trompe gauche, tortueuse, décortiquée facilement. A droite on fait la salpingotripsie.

21 novembre. — Éponge remplacée par une mèche.

7 décembre. — Malade va bien. Souplesse parfaite des culs-de-sac. Règles non douloureuses.

Observation XX

Salpingite gauche. — Ponction. — Débridement. — Ablation partielle de la trompe (Condamin).

T. Émilie, vingt-six ans, employée de commerce demeurant à Lyon, entrée le 3 mars 1895, salle Sainte-Marie, sortie le 4 avril.

Réglée à dix-sept ans, toujours irrégulièrement.

Au mois de septembre 1894, pertes blanches abondantes avec teinte jaunâtre, puis verdâtre.

Au mois de janvier 1895, la malade commença à souffrir du ventre. La marche, possible les premiers jours devient extrêmement douloureuse, les injections chaudes d'eau boriquée n'ont amené aucune espèce d'amélioration.

La malade vient alors à la consultation, on lui fait de la

columnisation ; la première séance amène du soulagement, la seconde est sans résultat. On perçoit au toucher une tumeur occupant le cul-de-sac postérieur gauche et empiétant sur le cul-de-sac antérieur. L'utérus est repoussé en avant.

18 mars. — Ponction, débridement. On enlève tant par morcellement que par ablation directe sur une pince sept à huit centimètres d'une trompe aux parois très épaissies.

4 avril. — La malade va très bien. Plus de douleurs. Tendance à la rétroversion.

21 mai. — Culs-de-sac libres. Légère tendance à la rétroversion. Aucune douleur.

Observation XXI

Annexite double. — Ablation des annexes à gauche. — Salpingoptripsie à droite.

C. R..., âgée de vingt-neuf ans, domestique, entrée le 3 février 1894.

Elle a été opérée dans ce service (ponction avec débridement de Laroyenne) il y a quatre ans pour une grosse collection purulente siégeant dans le cul-de-sac gauche.

Menstruation régulière. La malade souffre depuis huit jours surtout à gauche.

A l'examen, grosse tuméfaction dans le cul-de-sac gauche et empâtement dans le Douglas ; l'utérus est refoulé en avant.

5 février 1897. — Avec le trocart de Laroyenne on ponctionne une première collection purulente. On débride et on arrive sur la trompe et l'ovaire gauche purulents dont on fait l'ablation.

A droite on trouve une trompe purulente qu'on enlève par morcellement.

1er mars 1897. — La malade porte encore sa mèche. Elle est très améliorée, elle ne souffre plus, mais elle est très faible.

Observation XXII

Salpingite gauche. — Salpingotripsie gauche

Cl. G..., trente-six ans, sans profession, entrée le 21 janvier 1897.

Un accouchement, pas de fausse couche. Menstruation irrégulière. Pas de pertes blanches.

Arrêt brusque des règles il y a un mois à la suite d'une injection froide. Ensuite douleurs pelviennes, et il y a trois jours ouverture d'une collection purulente dans le vagin.

Ventre dur, ballonné rendant l'examen difficile. On sent dans le cul-de-sac postérieur, un peu à droite, l'orifice de la collection. Collection volumineuse dans le Douglas.

23 janvier. — Ponction, débridement, on tombe sur la trompe gauche suppurée. Salpingotripsie gauche.

26 janvier. — La malade présente une fistule rectale.

10 février. — La malade va bien. Elle ne se plaint pas du ventre. Elle porte encore une mèche. La fistule persiste toujours.

30 juin. — La malade ne souffre plus du tout. La menstruation n'est apparue qu'une seule fois, il y a un mois, et encore elle n'a duré qu'une demi-journée. La fistule stercorale a beaucoup diminué, elle ne laisse passer que les liquides.

Au toucher, les culs-de-sac présentent une certaine induration, ils ne sont pas douloureux à la pression.

CONCLUSIONS

I. — Dans les cas non justiciables de la salpingotomie ou de l'oophoro-salpingectomie et avant de recourir à une opération plus radicale telle que l'hystérectomie vaginale, il nous paraît rationnel de s'adresser dans certains cas au procédé décrit par M. Condamin sous le nom de salpingo-ovariotripsie.

II. — Ce procédé consiste dans le broiement et le morcellement par la voie vaginale des annexes trop adhérentes pour être pédiculisées et enlevées en totalité.

III. — La salpingotripsie doit être jugée suivant sa juste valeur ; elle n'est en réalité qu'une opération atypique, un procédé de nécessité applicable dans certains cas seulement ; mais elle a l'immense avantage d'être une opération conservatrice, qui a pu plusieurs fois épargner à des malades encore jeunes les inconvénients de la castration totale. Nous estimons que cette dernière ne doit être pratiquée que dans les cas complexes où toute intervention conservatrice a échoué.

IV. — Les résultats de la salpingotripsie, quoique un peu trop récents pour qu'on puisse porter actuellement sur cette méthode une appréciation définitive, paraissent encourageants et dignes d'attirer l'attention des gynécologistes conservateurs.

Vu :

LE DOYEN,

LORTET

Vu :

LE PRÉSIDENT DE THÈSE,

LAROYENNE

Vu et permis d'imprimer

LE RECTEUR,

G. COMPAYRÉ

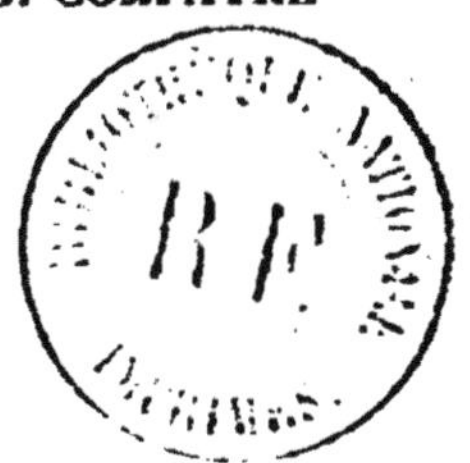

BIBLIOGRAPHIE

ALEXANDROFF . . . . Tendance moderne de la gynécologie vers les méthodes conservatrices. *Journal russe d'accouchements et de gynécologie*, 1896.

BATTET . . . . . . Trans. of Amer. Society, 1896.

BAUDRON . . . . . De l'hystérectomie vaginale appliquée au traitement des lésions bilatérales de l'utérus. Th. de Paris, 1894.

BLANC . . . . . . Inflammation peri-uterine chronique. Thèse de Lyon, 1897.

BONNET . . . . . . Des salpingo-ovarites enkystées dans un foyer de pelvi-péritonite et de leur ablation par la voie vaginale. Thèse de Lyon, 1893. — Du traitement chirurgical des suppurations pelviennes. *Gaz. Hôp.* 1892.

BOUILLY. . . . . . Ablation d'annexes par la voie vaginale. *Archives de tocologie*, 1886.

— . . . . Traitement des suppurations pelviennes. *Rapport du Congrès de Genève*, 1896.

BYFORD . . . . . . Hystérectomie vaginale. *American Journal of obstetrirc*, 1892.

CHATELUS . . . . . De l'ablation directe des annexes par la voie vaginale. Thèse de Lyon, 1893.

CHAVIN . . . . . . Traitement des salpingo-ovarites par la laparotomie (Résultats éloignés). Th. de Paris, 1896.

CONDAMIN . . . . . Du traitement par la voie vaginale des hématocèles et des grossesses extra-utérines avec rupture du kyste fœtal. *Lyon méd.* 1894. *Archives de gynécol. et de tocol.* 1895.

— . . . . . De l'ablation directe des annexes par le vagin dans la salpingo-ovarite enkystée. *Lyon médical*, 1894.

— . . . . . De l'ablation directe par la voie vaginale. *Gaz. des hôpitaux*, 1895. *Mercredi médical*, 1895.

— De la salpingo-ovariotripsie et de l'ablation des annexes par la voie vaginale dans la salpingo-ovarite enkystée. Communication au congrès de chirurgie de Lyon, 1894.

— Des salpingo-ovarites enkystées dans un foyer de pelvi-péritonite et du traitement qui leur convient. *Archives provinciales de chirurgie*, 1894.

COMMANDEUR . . . . Topographie des culs-de-sac vaginaux. Thèse de Lyon, 1894.

DELBET . . . . . . Traité des suppurations pelviennes chez la femme, 1891.

— De l'ablation abdominale des annexes sans ligature préalable, congrès de chirurgie 1896.

DELAUNAY . . . . . Des opérations conservatrices de l'ovaire. Thèse de Paris, 1894.

DÖDERLEIN . . . . . Ueber vaginale kœliotomie. *Cent. f. Gyn.* 1896.

DOLÉRIS . . . . . . Communication sur le traitement des opérations pelviennes. Congrès de Genève 1896.

DÜHRSSEN . . . . . Ueber eine neue Methode Laparatomie (vaginale Kœliotomie). *Zeit. f. Geb. u. Gyn.*, 1897.

DONNET . . . . . . Résultats éloignés des opérations conservatrices de l'ovaire. Thèse de Paris, 1895.

DUCOURNAU . . . . . L'hystérectomie abdominale comme traitement de certaines salpingites. Thèse de Lyon, 1893.

GAILLARD-THOMAS. . . Traité des maladies des femmes.

Goullioud . . . . . Débridement vaginal des collections pelviennes. Méthode du professeur Laroyenne. *Archives de tocol. et de gynécol.*, 1894.

— Extirpation vaginale et unilatérale de petits pyosalpinx. *Lyon médical*, 1893.

— . . . . Congrès de chirurgie, 1894.

— . . . . Cas de grossesse chez des opérées pour salpingo-ovarites, 8ᵉ congrès français de chirurgie, Lyon, 1894.

Hartmann . . . . . . Traitement des inflammations des annexes et du péritoine pelvien. *Annales de gynécol. et d'obstétr.*, 1896.

Henrotin . . . . . Traitement des suppurations pelviennes. Rapport du Congrès de Genève 1896.

Jacobs . . . . Bull. de la société belge de gynécologie, 1893.

Jaboulay . . . . . Indications de la laparotomie vaginale. L'attraction des annexes dans le vagin. *Province médicale*, 1895.

Lacaze . . . . Résultats physiol. de la castration totale. Th. de Bordeaux, 1891.

Laroyenne . . . . . *Lyon médical*, 1886.

— . . . . . De l'ablation par le vagin des annexes de l'utérus, enkystées dans un foyer de pelvi-péritonite. *Ann de gynécol.* juillet 1893.

— . . . . . Du traitement des collections pelviennes par un large débridement vaginal. Communication au congrès international de Genève, 1896.

Le Dentu . . . . . Traitement des suppurations pelviennes. *Gaz. des hôpitaux*, 1892.

A. Martin . . . . . Die colpotomia anterior. *British médical Journal*, 1896.

Martin . . . . . . Résultats éloignés de l'ablation des annexes utérines par la laparatomie pour tubo-ovarites. Thèse de Paris, 1894.

Paquy . . . . . . La colpotomie antérieure. *Annales de gynécol.*, 1895.

Péan. . . . . . . Communication au 10ᵉ Congrès international de Berlin, 1890. *Bull. méd.*, 1890, *Gaz. des Hôp.*, 1891. *Ann. de gynécol.*, 1890.

PICHEVIN. . . . . . Des abus de la castration chez la femme, 1890.

POZZI. . . . . . . Les opérations conservatrices, de l'ovaire (résection, ignipuncture). Commun. au 11e Congrès des Sc. médic. de Rome.

RAYMOND . . . . . Anatomie pathol. et microbiol. des salpingo-ovarites. *Annales de gynécol. et d'obstétr.*, 1896.

RODRIGUEZ . . . . . De l'incision du cul-de-sac postérieur et du drainage para-utérin dans les suppurations et hématomes pelviens. Th. de Paris, 1895.

SEGOND PAUL . . . . De l'hystérectomie vaginale dans le traitement des suppurations pelviennes (Rapport du congrès de Berlin, 1893).

SMITH . . . . Ablation des annexes The Lancet, London, 1883.

TAIT . . . . On the resultats of unilateral removal apprendages. In J. of obst, 1871..... Congrès de chirurgie, Paris, 1891.

VALLAS . . . . . . Traitement des suppurations pelviennes. *Proe. méd.*, 1891.

VUILLET. . . . . . *Gaz. méd. de Paris*, 1892, *Gaz. gynécol.*, 1895.

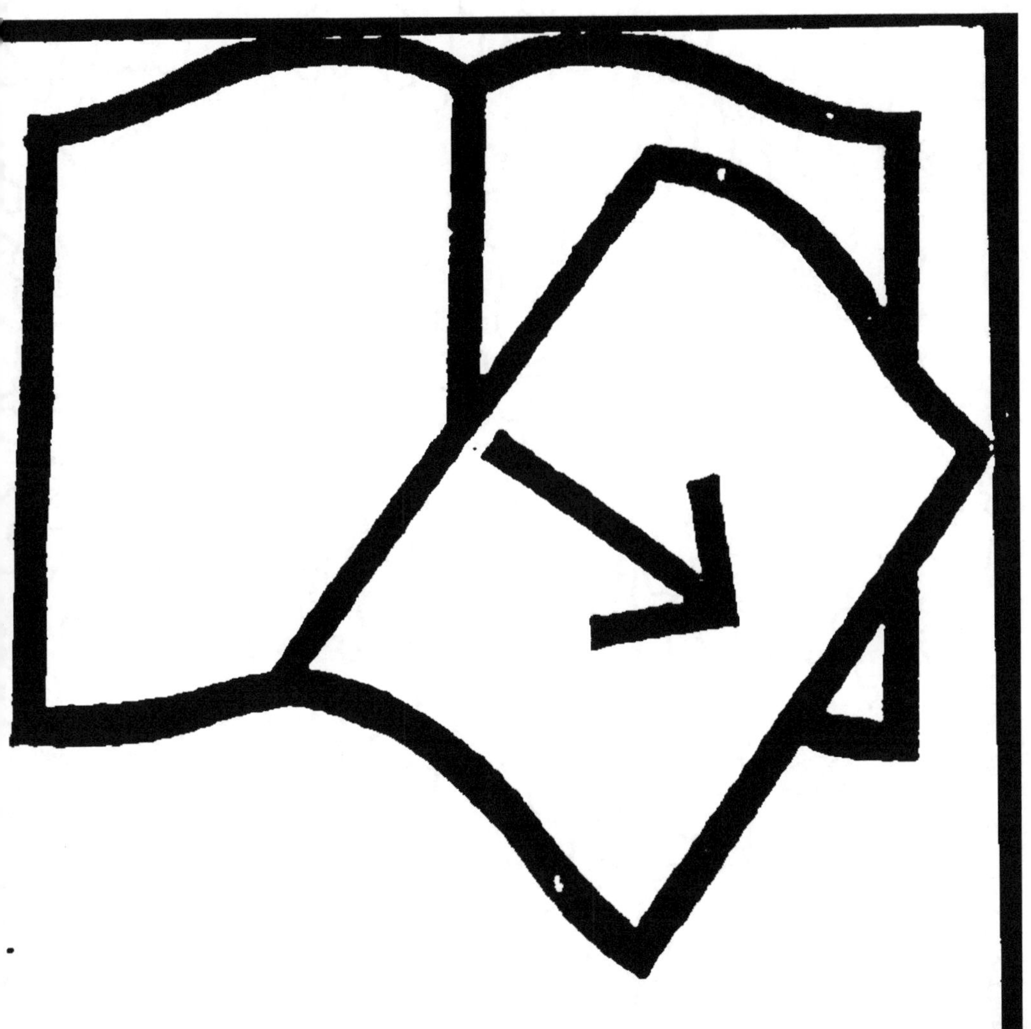

Documents manquants (pages, cahiers...)

NF Z 43-120-13

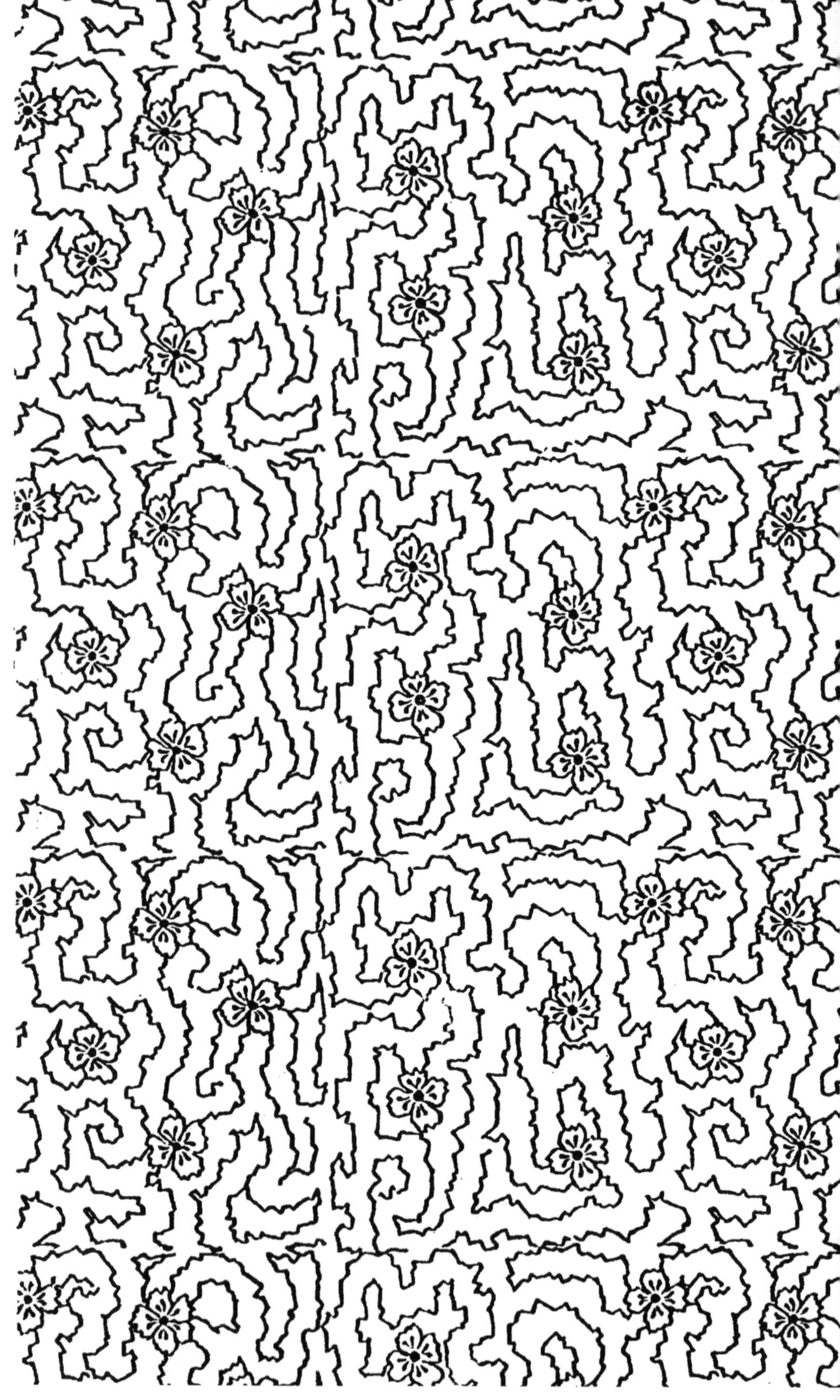

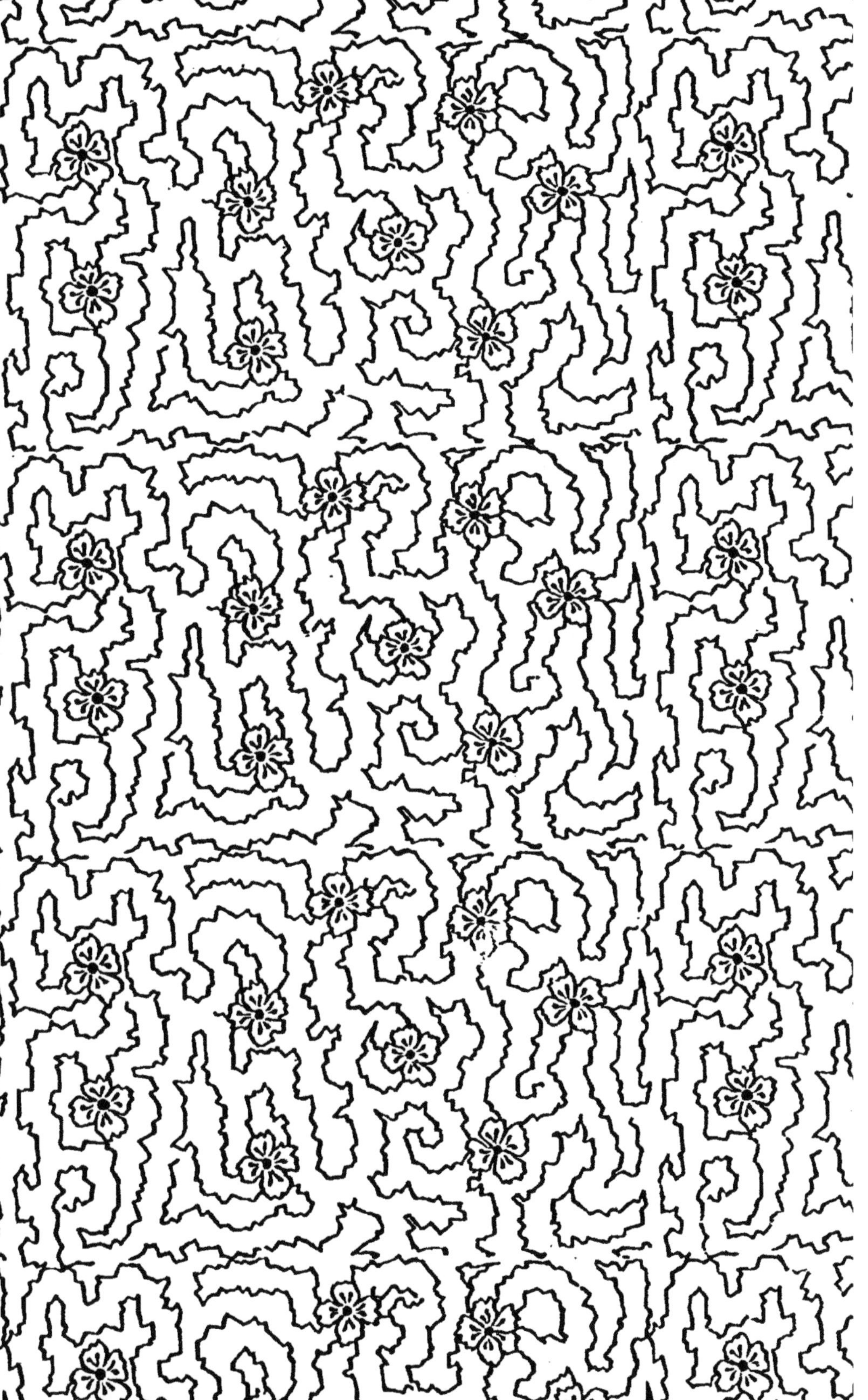

www.ingramcontent.com/pod-product-compliance
Ingram Content Group UK Ltd.
Pitfield, Milton Keynes, MK11 3LW, UK
UKHW021007200726
13857UKWH00004B/1330

9 782013 583145